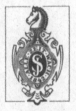

V. Hach-Wunderle   K.-L. Neuhaus (Hrsg.)

Thrombolyse und Antikoagulation in der Kardiologie

Mit 20 Abbildungen und 23 Tabellen

Springer-Verlag

Berlin Heidelberg New York London Paris
Tokyo Hong Kong Barcelona
Budapest

Priv.-Doz. Dr. VIOLA HACH-WUNDERLE
William-Harvey-Klinik, Abt. für Innere Medizin
Am Kaiserberg 6
61231 Bad Nauheim

Prof. Dr. K.-L. NEUHAUS
Städtische Kliniken Kassel, Abt. Innere Medizin II
Mönchebergstraße 41−43
34125 Kassel

ISBN-13: 978-3-540-58295-3   e-ISBN-13: 978-3-642-46810-0
DOI: 10.1007/ 978-3-642-46810-0

Die Deutsche Bibliothek − CIP-Einheitsaufnahme
Thrombolyse und Antikoagulation in der Kardiologie / V. Hach-Wunderle; K.-L. Neuhaus (Hrsg.).
− Berlin; Heidelberg; New York; London; Paris; Tokyo; Hong Kong; Barcelona; Budapest:
Springer, 1994

NE: Hach-Wunderle, Viola [Hrsg.]

Satz: K+V Fotosatz GmbH, 64743 Beerfelden
SPIN: 10474633   23/3130 − 5 4 3 2 1 − Gedruckt auf säurefreiem Papier

Vorwort

Die thromboembolischen Krankheiten nehmen heute in den Morbiditäts- und Mortalitätsstatistiken der Industrieländer westlicher Prägung eine absolut führende Stelle ein. Nach dem betroffenen Gefäß oder Organ gehören sie zur Kardiologie, zur Neurologie, Angiologie und Gefäßchirurgie. Allen gemeinsam ist die vermittelnde Rolle des Blutes in hämostaseologischer und hämorheologischer Hinsicht. Deshalb erscheint es im Prinzip sinnvoll, die Organspezialisten und die Hämostaseologen zum Erfahrungsaustausch an einen Tisch zu bitten. Der amerikanische Kardiologe E. BRAUNWALD äußerte sich einmal, daß in derartigen „Hybridenfeldern" aufregende wissenschaftliche Erkenntnisse zu erwarten sind.

Die Kardiologie beansprucht das Interesse der Hämostaseologie gleich in dreifacher Beziehung:

Zum einen können die Koronararterien als nutritive Gefäße der Herzmuskulatur durch einen akuten thrombotischen Verschluß zum Gewebetod, zum *Herzinfarkt*, führen.

Dann können sich Thromben aber auch an der Innenwand des Herzens abscheiden oder frei in einer Herzhöhle flottieren. Beim Vorhofflimmern und in Herzwandaneurysmen sind sie nicht selten zu finden. Sie geben den Anlaß zur *Embolisation* im großen Kreislauf, zum Hirninsult, zum Niereninfarkt oder zur peripheren Embolie. Intrakardiale Thromben gefährden das Leben des Patienten auf Schritt und Tritt.

Zuletzt wirken sich auch *venöse Emboli* auf den pulmonalen oder auf den großen Kreislauf aus, wenn sie das Herz auf dem Wege von der peripheren Vene zur Lungenarterie passieren und pathologische Reflexe in Gang setzen, oder wenn sie durch ein offenes Foramen ovale in die arterielle Strombahn abgelenkt werden. Rezidivierende Lungenembolien führen zum chronischen Cor pulmonale. In allen diesen akut bedrohlichen Situationen kann eine fachgerechte hämostaseologische Behandlung die Prognose entscheidend verbessern und das Leben des Patienten retten.

Das Interesse an den thromboembolischen Krankheiten gilt in der Kardiologie nicht nur der *aktuellen* Diagnostik und Therapie, sondern in gleicher Intensität der *Prävention*. Schon VIRCHOW hat in seiner berühmten Trias (1858) den thromboseverursachenden Risiken eine zentrale Bedeutung eingeräumt. In seiner *Eilften Vorlesung* am 27. März 1858 ging er auf die Veränderungen in der Zusammensetzung des Blutes ein und schrieb über die *Melanämie* bei der schweren Malaria:

Die wesentliche Bedeutung dieser Zustände hat man darin gesucht, dass die Elemente, welche ins Blut gelangen, sich an gewissen Orten in den feineren Capillarbezirken anhäufen und hier Stagnation und Obstructionen erzeugen. So namentlich in den Capillaren des Gehirns, wo sie sich nach Art der Emboli an den Teilungsstellen festsetzen und bald die Capillarapoplexien, comatösen und apoplektischen Formen der schweren Wechselfieber bedingen sollten.

Heute sind neben der Virchowschen *Dyskrasie* die verschiedenen Aspekte der plasmatischen Thrombophilie als nicht weniger wichtig einzuschätzen.

Eine Wissenschaft für sich ist die *Entwicklung* von neuen Thrombolytika, Antikoagulanzien und Thrombozytenfunktionshemmern. Unsere gängigen Präparate lassen noch unerwünschte Nebenwirkungen erkennen. Der klinische Einsatz von Hirudin und seinen Analoga sowie von neuen Thrombozytenfunktionshemmern steht unmittelbar bevor.

Am 25. März 1994 trafen sich Kardiologen und Hämostaseologen zu einer wissenschaftlichen Veranstaltung der Akademie für Ärztliche Fortbildung und Weiterbildung der Landesärztekammer Hessen, um über gemeinsame Erfahrungen und Interessen zu diskutieren. In nur vier Monaten gelang es, die wichtigsten Beiträge in der vorliegenden Schrift zusammenzufassen und einem breiten Publikum zugänglich zu machen. Auch der fachkundige Leser wird beim Studium des Buches in dem „Hybridenfeld" zwischen Kardiologie und Hämostaseologie auf eine Fülle von neuen Erkenntnissen stoßen.

Als Herausgeber bedanken wir uns in erster Linie bei den Autoren für ihre engagierte Mitarbeit. In gleicher Weise danken wir der Firma Behring, Liederbach, denn durch ihre Beteiligung sind die Gestaltung des Kongresses und die Edition des Buches überhaupt erst möglich geworden. Der Dank geht auch an die Akademie für Ärztliche Fortbildung und Weiterbildung der Landesärztekammer Hessen unter der Präsidentschaft von Herrn Professor Dr. ANSCHÜTZ; die örtliche Organisation besorgte Frau RIECK. Last but not least danken wir auch dem Springer-Verlag für die sorgfältige Bearbeitung des Buches.

Wir hoffen, daß unser Anliegen, interdisziplinäre Kenntnisse zwischen der Kardiologie und Hämostaseologie zu vermitteln, vom Leser akzeptiert und zum Nutzen der Patienten in die Praxis überführt wird.

Priv. Doz. Dr. VIOLA HACH-WUNDERLE, Bad Nauheim
Prof. Dr. K.-L. NEUHAUS, Kassel

Inhaltsverzeichnis

Mitarbeiterverzeichnis

APPEL, K.-F., Dr. med.
Abteilung Innere Medizin II der Städtischen Kliniken,
Möncheberstraße 41–43, D-34125 Kassel

BODE, C., Priv.-Doz. Dr. med.
Medizinische Klinik III (Kardiologie), Universität Heidelberg,
Bergheimerstraße 58, D-69115 Heidelberg

DECHEND, R., Dr. med.
Klinikum Rudolf Virchow der Freien Universität Berlin,
Franz-Vollhard-Klinik, Wiltbergstraße 50, D-13125 Berlin

DEUTSCH, E., Prof. Dr. Dr. h.c.
Abteilung für Arzt- und Arzneimittelrecht,
Juristisches Seminar, Universität Göttingen,
Platz der Göttinger Sieben, D-37073 Göttingen

DIETZ, R., Prof. Dr. med.
Klinikum Rudolf Virchow der Freien Universität Berlin,
Franz-Vollhard-Klinik, Wiltbergstraße 50, D-13125 Berlin

FRIEDRICH, M., Dr. med.
Klinikum Rudolf Virchow der Freien Universität Berlin,
Franz-Vollhard-Klinik, Wiltbergstraße 50, D-13125 Berlin

GULBA, D.C., Priv.-Doz. Dr. med.
Klinikum Rudolf Virchow der Freien Universität Berlin,
Franz-Vollhard-Klinik, Wiltbergstraße 50, D-13125 Berlin

HORSTKOTTE, D., Prof. Dr. med.
Freie Universität Berlin, Universitätsklinikum Benjamin-Franklin,
Hindenburgdamm 30, D-12200 Berlin

KATUS, H., Priv.-Doz. Dr. med.
Medizinische Klinik III (Kardiologie), Universität Heidelberg,
Bergheimerstraße 58, D-69115 Heidelberg

KEMKES-MATTHES, B., Frau Priv.-Doz. Dr. med.
Zentrum für Innere Medizin der Justus-Liebig-Universität,
Klinikstraße 36, D-35392 Gießen

KIRCHMAIER, C.M., Priv.-Doz. Dr.
Blutspendedienst Hessen des Deutschen Roten Kreuzes
gem. GmbH, Sandhofstraße 1, D-60528 Frankfurt a.M.

KOHLER, B., Dr. med.
Medizinische Klinik III (Kardiologie), Universität Heidelberg,
Bergheimerstraße 58, D-69115 Heidelberg

MEINERTZ, T., Prof. Dr.
II. Medizinische Abteilung des Allgemeinen Krankenhauses
St. Georg, Lohmühlenstraße 5, D-20099 Hamburg

NORDT, T., Dr. med.
Medizinische Klinik III (Kardiologie), Universität Heidelberg,
Bergheimerstraße 58, D-69115 Heidelberg

PATSCHEKE, H., Prof. Dr.
Medizinisch-diagnostisches Institut des Klinikums Karlsruhe,
Moltkestraße 14–18, D-76133 Karlsruhe

PETER, K., Dr. med.
Medizinische Klinik III (Kardiologie), Universität Heidelberg,
Bergheimerstraße 58, D-69115 Heidelberg

RUEF, J., Dr. med.
Medizinische Klinik III (Kardiologie), Universität Heidelberg,
Bergheimerstraße 58, D-69115 Heidelberg

RUF, A., Dr. med.
Medizinisch-diagnostisches Institut des Klinikums Karlsruhe,
Moltkestraße 14–18, D-76133 Karlsruhe

SCHULTHEISS, H.P., Prof. Dr. med.
Freie Universität Berlin, Universitätsklinikum Benjamin-Franklin,
Hindenburgdamm 30, D-12200 Berlin

SEIFRIED, E., Priv.-Doz. Dr. med.
Blutspendedienst Hessen des Deutschen Roten Kreuzes
gem. GmbH, Sandhofstraße 1, D-60528 Frankfurt a. M.

TERRES, W., Priv.-Doz. Dr. med.
Abteilung für Kardiologie, Medizinische Klinik,
Universitätskrankenhaus Eppendorf, Martinistraße 52,
D-20246 Hamburg

ZIMMERMANN, R., Prof. Dr. med.
Rehabilitationsklinik und Hämophiliezentrum,
Bonhoefferstraße, D-69123 Heidelberg

Teil I.
Neue Erkenntnisse über Thrombolytika und Antikoagulanzien

Das Fibrinolysesystem und seine Aktivatoren *

E. SEIFRIED

Zusammenfassung

Das Fibrinolysesystem des Menschen ist ein proteolytischer enzymatischer Prozeß im Blut mit der Aufgabe, intravaskuläre thrombotische Vorgänge örtlich zu begrenzen und thrombotisch verschlossene Gefäße wieder zu eröffnen. Das Hauptenzym des Fibrinolysesystems ist die aktive Protease Plasmin, die durch Aktivierung der inaktiven Vorstufe Plasminogen durch sog. Plasminogenaktivatoren über eine limitierte Proteolyse entsteht. Die thrombolytische Therapie mit Plasminogenaktivatoren imitiert und verstärkt die physiologische Fibrinolyse. Für den klinischen Einsatz stehen derzeit die nicht-physiologischen Thrombolytika Streptokinase und APSAC (azylierter Plasminogen-Streptokinase-Aktivator-Komplex) und die physiologischen Plasminogenaktivatoren Urokinase und Gewebeplasminogenaktivator (t-PA) zur Verfügung. Während die 3 ersteren eine systemische Aktivierung des Fibrinolysesystems bewirken, besitzt t-PA eine relative Fibrinselektivität. Noch nicht für die Therapie thromboembolischer Erkrankungen zugelassen, jedoch in klinischer Erprobung, sind die fibrinselektiv wirkende Prourokinase sowie eine rekombinante Mutante von t-PA mit einer verlängerten In-vivo-Halbwertszeit. In der Entwicklung befinden sich Mutanten, Hybridenzyme und Konjugate, die zum Ziel haben, durch Veränderung der Halbwertszeit, der Thrombusaffinität und der thrombolytischen Aktivität zu einer weiteren Optimierung dieses therapeutischen Konzepts zu führen. Die Entwicklung hochwirksamer Antithrombotika wird das Ergebnis der thrombolytischen Therapie weiter verbessern helfen.

Historischer Überblick

Die ersten Beobachtungen über das Phänomen, das heute als „Homöostase" bezeichnet wird, sind von Hippokrates im 1. Jahrhundert v. Chr. und etwas später von Aristoteles [44] überliefert, die bereits damals sinngemäß Gerinnung und Fibrinolyse postulierten. So beschreibt Aristoteles Fasern im Blut einiger Tiere, jedoch nicht in allen: „Zum Beispiel im Blut der Hirsche und Rehe

* Erstmals veröffentlicht in: Innere Medizin 48 (1993) 272–282. Georg Thieme Verlag, Stuttgart New York

Tabelle 1. Wissenschaftliche Marksteine der Fibrinolyse von 1933 bis 1977

Tillet und Garner	1933	Fibrinolyse und Streptokinase
Schmitz	1936	Plasmin
Milstone	1941	„Lytischer Faktor": Plasminogen
Christensen und MacLeod	1945	Aufklärung der Streptokokkenfibrinolyse
MacFarlane und Pilling	1946	Fibrinolyse in Euglobulinfraktionen
Biggs	1947	Fibrinolyse nach körperlicher Anstrengung
Astrup und Permin	1947	Fibrinokinase = tissue Plasminogen-Aktivator
Mole	1948	Erklärung der postmortalen Blutflüssigkeit
Christensen und Smith	1950	Isolation von Plasminogen
Williams	1951	Isolierung und Funktionsaufklärung der Urokinase
Müllertz und Lassen	1953	Blutplasminogenaktivator mit hoher Fibrinaffinität
Norman und Hill	1958	Schnell und langsam wirkende Antiplasmine
Niewiarowski und Prou-Wartelle	1959	Faktor XII-abhängige Fibrinolyse
Müllertz	1974	α_2-Makroglobulin
Collen, Moroi, Müllertz, Bagge	1976	„Fast reacting plasmin inhibitor" = α_2-Antiplasmin
Robbins	1977	Proteolytische Aktivierung von Plasminogen zu Plasmin
Gaffney	1977	In-vitro-Fibrin- und Fibrinogenabbau

sind keine, und deshalb gerinnt das Blut dieser Tiere niemals". Obwohl das Phänomen, daß Blut nicht immer gerinnt, beobachtet wurde [12, 14, 20, 22, 27], wuchs das Interesse an den Mechanismen der Fibrinauflösung erst im späten 19. Jahrhundert, als Daster 1893 den Begriff „Fibrinolyse" prägte. Die klassische Theorie des „dynamischen Gleichgewichts" der Blutgerinnung und Fibrinolyse wurde dann von Morawitz und Nolf erstellt und von Astrup und Fearnley verbessert. Bis zum heutigen Tag konnte die faszinierende Vorstellung des Gleichgewichts zwischen Gerinnselbildung und -auflösung nicht eindeutig bewiesen werden. Seit der Entdeckung fibrinolytischer Eigenschaften hämolytischer Streptokokken geriet das Prinzip der Fibrinolyse zunehmend in den Vordergrund des Interesses und wurde seit etwa 1930 wissenschaftlich intensiv untersucht. Die historischen Marksteine der Aufklärung des menschlichen fibrinolytischen Enzymsystems sind Tabelle 1 zu entnehmen. Nicht zuletzt die Arbeiten von Ogston, Robbins, Wimann und Collen und Gaffney waren wegweisend für das molekulare Verständnis des enzymatischen Ablaufs der Fibrinolyse.

Das enzymatische Fibrinolysesystem

Als „Fibrinolyse" wird ein proteolytischer enzymatischer Prozeß im menschlichen Blut bezeichnet, der in der Lage ist, Fibrin aufzulösen. Ziel der Fibrinolyse ist es, Thrombosen im menschlichen Gefäßsystem aufzulösen bzw. intravaskuläre thrombotische Prozesse zu lokalisieren. Der Prozeß der Fibrinolyse re-

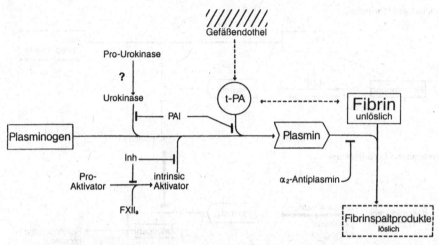

Abb. 1. Das physiologische Fibrinolysesystem: Plasminogen wird durch verschiedene physiologische Plasminogenaktivatoren aktiviert; das gesamte System wird durch Fibrinolyseinhibitoren moduliert

sultiert aus einem Enzymsystem, das bei oberflächlicher Betrachtungsweise Ähnlichkeiten mit dem kaskadenartig ablaufenden Gerinnungssystem zeigt und mit dem es an gewissen Schaltstellen Berührungspunkte hat [28]. Während der Ablauf des Gerinnungssystems seit längerer Zeit detailliert untersucht und verstanden ist, hauptsächlich basierend auf den pathologischen Gerinnungsverhältnissen bei Patienten mit kongenitalen hämorrhagischen Diathesen infolge von Einzelfaktorenmangelzuständen, wurde der molekulare Mechanismus des Fibrinolysesystems erst in jüngster Zeit wissenschaftlich analysiert. Die Abb. 1 präsentiert ein Flußdiagramm des fibrinolytischen Enzymsystems nach derzeitiger Vorstellung.

Die Hauptkomponente des Fibrinolysesystems stellt das Plasminogen dar, ein Glykoprotein, das als inaktives Proenzym im Blut zirkuliert. Sogenannte „intrinsic Plasminogenaktivatoren", entstehend im Blut, und „extrinsic Plasminogenaktivatoren", entstehend in Organen außerhalb des fließenden Blutes, aktivieren das zirkulierende Proenzym Plasminogen zur fibrinolytisch aktiven Protease Plasmin. Plasmin ist eine unspezifische Serinprotease, deren Hauptaufgabe die proteolytische Spaltung von Fibrin und Fibrinogen zu sein scheint, die jedoch auch unspezifische Wirkungen auf andere humane Enzymsysteme aufweist. So konnten Lewis et al. [19] sowie Donaldson [6] einen proteolytischen Abbau von Faktor V bzw. Faktor VIII und IX nach Zugabe von Plasmin zu Plasma zeigen. Diese Befunde wurden später durch eine Reihe anderer Autoren bestätigt [2, 18, 36].

Durch Bildung von Fibrinogen- und Fibrinspaltprodukten, Abfall des Fibrinogens und Aktivitätsverluste der Faktoren V und VIII-C kommt es zur Ungerinnbarkeit bzw. herabgesetzten Gerinnbarkeit des Blutes (Abb. 2). Inhibitoren modulieren Plasmin und die Plasminogenaktivatoren, so daß beim gesun-

lokale Lyse (Thrombus)

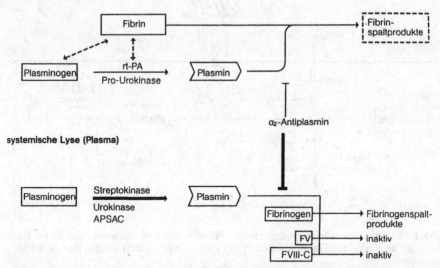

systemische Lyse (Plasma)

Abb. 2. Lokale und systemische Lyse: Während der Gewebeplasminogenaktivator und Pro-urokinase eine vorwiegend fibrinselektive Wirkung aufweisen, führen Streptokinase, AP-SAC und Urokinase zu einer systemischen Plasminogenaktivierung. Systemisches Plasmin führt neben dem gewünschten Effekt der Fibrinolyse zum proteolytischen Abbau der Gerinnungsfaktoren F V, F VIII-C und von Fibrinogen

den Menschen in Ruhe keine spontane fibrinolytische Aktivität im Plasma nachweisbar ist. Physiologischerweise läuft die Fibrinolyse nur dort ab, wo vorher Fibrin gebildet worden ist. Humane Fibrinolyseenzyme sind Serinproteasen ähnlicher Struktur [8, 16, 30, 53], die aus 2 Ketten bestehen: der C-terminalen Leichtkette und der N-terminalen Schwerkette. Die Sekundärstruktur wird durch eine unterschiedliche Zahl von Disulfidbrücken bestimmt. Die C-terminale Kette enthält jeweils die aktive katalytische Seite, während die N-terminalen Ketten Domänenstrukturen ähnlicher Konformation aufweisen. Sie scheint entscheidend für die spezifische Funktion des Enzyms zu sein und hat spezifische Bindestellen für andere Makromoleküle, die für die physiologische Funktion der Fibrinolyseenzyme von Bedeutung sind.

Plasminogenaktivatoren

Substanzen, die die Eigenschaft besitzen, Plasminogen zu aktivieren, werden als Plasminogenaktivatoren (PA) bezeichnet. Sie werden im Blut und in den meisten Geweben und Gewebeflüssigkeiten gefunden. Prinzipiell werden 3 Aktivierungswege unterschieden: Die intrinsic, extrinsic und exogene oder therapeutische Aktivierung (Abb. 3). Unter „intrinsic Aktivierung" versteht man den Aktivierungsweg über die Kontaktphasenfaktoren, wie z. B. Faktor XII (Hageman-Faktor), Präkallikrein (Fletcher-Faktor), HMW- (High Molecular

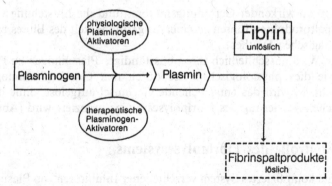

Abb. 3. Aktivierung von Plasminogen zu Plasmin durch Plasminogenaktivatoren

Weight) Kininogen (Fitz-Gerald-Faktor). Gleichzeitig mit der Aktivierung des Gerinnungssystems wird Plasminogen durch Faktor XII a gespalten und entsprechend dem Prinzip der limitierten Proteolyse in das aktive Enzym Plasmin überführt [38].

Die am besten charakterisierten und bekannten „extrinsic Aktivatoren" sind der Gewebe- oder Tissue-type-PA (t-PA) und Urokinase-type-PA (u-PA). Sie besitzen unterschiedliche molekulare, enzymatische und immunologische Eigenschaften. Außerdem bestehen Unterschiede hinsichtlich ihrer Affinität zu Fibrin. Der Tissue-type-Plasminogenaktivator zeigt eine sehr hohe Affinität zu Fibrin [29]. Die Anwesenheit von Fibrin führt zu einer erheblichen Stimulation der t-PA-bedingten Plasminogenaktivierung [52].

Urokinase wurde erstmals 1947 von MacFarlane u. Pilling im Urin entdeckt und beschrieben. Sie ist eine aktivierte Form des Proenzyms „single-chain-urokinase-type-Plasminogen-Aktivator" (scu-PA) oder Prourokinase [15]. Sowohl Urokinase als auch scu-PA zeigen eine fibrinolytische Aktivität. Immunologisch besteht keine Kreuzreaktivität mit t-PA [40]. Die physiologische Bedeutung der scu-PA bzw. Prourokinase ist derzeit noch unbekannt.

Die exogene oder therapeutische Aktivierung der Fibrinolyse erfolgt konventionell unter Verwendung von Urokinase und Streptokinase. Fortschritte im Verständnis molekularer Mechanismen der physiologischen Fibrinolyse führten zur Entwicklung neuer fibrinselektiver Thrombolytika. Die bisher am besten untersuchten Substanzen sind der t-PA und die Prourokinase.

Systemische oder lokale Fibrinolyse

Bei einer Aktivierung von zirkulierendem Plasminogen entsteht eine Plasminämie. Übersteigt die Menge des freien Plasmins die Inhibitorkapazität, führt frei zirkulierendes Plasmin einerseits zu einer Degradierung thrombusständigen Fibrins, andererseits jedoch auch zu einem systemischen proteolytischen Abbau der Gerinnungsfaktoren V, VIII und von Fibrinogen. Der Abbau prokoagulatorisch wirkender Gerinnungsfaktoren und die Entstehung von Fibrin(ogen)-spaltprodukten führen zu einer Ungerinnbarkeit des Blutes bzw. einer hämorrhagischen Diathese.

Wird ausschließlich thrombusständiges Plasminogen zu Plasmin aktiviert, wie dies physiologischerweise durch den Gewebeplasminogenaktivator geschieht, wird das entsprechende Gerinnsel aufgelöst, ohne daß eine systemische Aktivierung des Fibrinolysesystems induziert wird (Abb. 2).

Kontrolle des Fibrinolysesystems

Ein kompliziertes System verschiedener Inhibitoren von Plasminogen, Plasmin und Plasminogenaktivatoren kontrolliert die physiologische Fibrinolyse. Entsteht unter Einwirkung von Plasminogenaktivatoren frei zirkulierendes Plasmin im Blut, so wird dieses innerhalb kürzester Zeit ($t_{1/2} = 0,1$ s) durch den zentralen Inhibitor α_2-Antiplasmin neutralisiert (Abb. 1); α_2-Antiplasmin übt auch eine Kontrollfunktion über die Fibrinolyse direkt am Thrombus aus. Außer α_2-Antiplasmin wurden α_2-Makroglobulin und α_2-Antitrypsin als Plasmininhibitoren identifiziert. Nach derzeitigem Verständnis übernehmen diese beiden Inhibitoren Reservefunktion für α_2-Antiplasmin. Neben den Plasmininhibitoren wird das Fibrinolysesystem durch spezifische und unspezifische Inhibitoren der Plasminogenaktivatoren moduliert [35, 54]. Durch sie soll gewährleistet werden, daß eine überschießende Aktivierung des Fibrinolysesystems bereits auf einer früheren Ebene beeinflußt werden kann.

Eine pathologisch verminderte Fibrinolyse bzw. eine erhöhte Aktivität der Inhibitoren des Fibrinolysesystems können zu einer Thromboseneigung oder thrombophilen Diathese führen. So konnte in jüngster Zeit nachgewiesen werden, daß Patienten mit einer verminderten Freisetzung von Gewebeplasminogenaktivatoren aus dem Endothel eine Neigung zu Thrombosen haben können. Umgekehrt gehen kardiovaskuläre Erkrankungen, wie koronare Herzkrankheit und akuter Herzinfarkt sowie thromboembolische Erkrankungen des venösen Systems, mit erhöhten Spiegeln an Plasminogen-Aktivator-Inhibitor I einher [11, 17].

Therapeutische Anwendung von Plasminogenaktivatoren

Die Idee, gefäßständige Thromben aufzulösen, war bereits zu Beginn des 20. Jahrhunderts Gegenstand wissenschaftlicher Überlegungen [31]. Die Entdeckung von Streptokinase 1933 und von Urokinase 1951 ermöglichte in den nachfolgenden Jahren wissenschaftliche Untersuchungen am Tier, später klinische Studien und den therapeutischen Einsatz am Menschen. Die Kenntnis der molekularen Abläufe des Fibrinolysesystems hat man sich therapeutisch zu Nutzen gemacht, indem Plasminogenaktivatoren eingesetzt werden, um die physiologische Fibrinolyse zu imitieren und zu verstärken (Abb. 4).

Je nach Wahl des Thrombolytikums führen sie über eine lokale oder/und systemische Plasminogenaktivierung zur therapeutischen Thrombolyse (Tabelle 2).

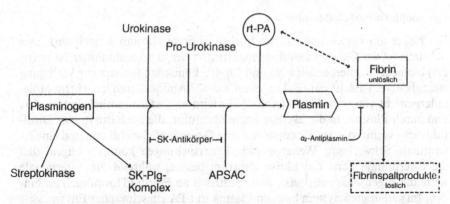

Abb. 4. Fibrinolytische Therapie mit Plasminogenaktivatoren: Die therapeutische Thrombolyse imitiert und verstärkt die physiologische Fibrinolyse durch Zugabe von Plasminogenaktivatoren; je nach Herkunft bzw. Wirkungsweise werden physiologische (Urokinase, Prourokinase, rt-PA) und nicht-physiologische (Streptokinase, APSAC) bzw. fibrinselektive (rt-PA, Prourokinase) und nicht-fibrinselektiv wirksame Thrombolytika unterschieden

Tabelle 2. Eigenschaften der derzeit verfügbaren Thrombolytika

	Streptokinase	APSAC	Urokinase	rt-PA	Prourokinase
Molekulargewicht	47 000	137 000	54 000	70 000	54 000
Aktivierungstyp	Indirekt	Direkt	Direkt	Direkt	Direkt?
Fibrinverstärkung	−	+	+ +	+ + + +	+ + +?
Plasmahalbwertszeit (min)	Ca. 20	Ca. 90	10 − 15	4 − 6	Ca. 8
Lysegeschwindigkeit	+ +	+ + +	+	+ + + +	+ + +
Systemischer Begleiteffekt	+ + + +	+ + + +	+ +	+	+ + +
i.v.-Heparinbegleittherapie erforderlich	Nein	Nein	Ja	Ja	Ja
Blutungsrisiken	Gering	Gering	Gering	Gering	Gering
Steuerbarkeit der Therapie	Gering	Sehr gering	Gut	Gut	Gut
Allergische Reaktionen	Ja	Ja	Nein	Nein	Nein
Blutdrucksenkung durch Therapie	Ja	Ja	Nein	Nein	Nein

Fibrinselektive Plasminogenaktivatoren

Eine systemische Plasminbildung führt zu einer erheblichen Störung des Hämostasesystems und zu einer allgemeinen Blutungsneigung. Die wissenschaftlichen Bestrebungen waren daher seit Jahren daraufhin ausgerichtet, Plasminogenaktivatoren zu entwickeln, die eine spezifisch-thrombolytische Wirksamkeit haben, ohne zu einer systemischen Destruktion von Proteinen des Gerinnungs- und Fibrinolysesystems zu führen (Tabelle 2).

Gewebeplasminogenaktivator

Die bisher am besten untersuchte fibrinspezifische thrombolytisch wirksame Substanz ist der Gewebeplasminogenaktivator, der in rekombinanter Form (rt-PA) biotechnisch hergestellt wird und für den klinischen Einsatz zur Verfügung steht. Nativer t-PA ist ein Glykoprotein aus 527 Aminosäuren mit einem Molekulargewicht von etwa 65 000 (Abb. 5). Er wird im Gefäßendothel synthetisiert und durch Plasmin in die 2kettige Form überführt, die noch durch eine Disulfidbrücke verbunden ist. Es entstehen eine C-terminale Leichtkette und eine N-terminale Schwerkette. Weitergehende Untersuchungen konnten zeigen, daß die C-terminale Kette das aktive Zentrum besitzt, während die N-terminale Kette die Eigenschaft aufweist, sich spezifisch an Fibrin (Thrombus!) zu binden. Im gereinigten System bzw. im Plasma ist t-PA ein schwaches Enzym. Erst in Anwesenheit von Fibrin wird die t-PA-induzierte Plasminogenaktivierung verstärkt und führt zur Plasminbildung.

Kinetische Daten deuten darauf hin, daß sich bei dem enzymatischen Vorgang ein tertiärer Komplex aus t-PA, Fibrin und Plasminogen bildet (Abb. 6), der einerseits die Plasminogenaktivierung durch t-PA gestattet, andererseits nur zur Aktivierung des Plasminogens führt, das an Fibrin gebunden ist. Hierdurch wird eine Fibrinselektivität bewirkt [13].

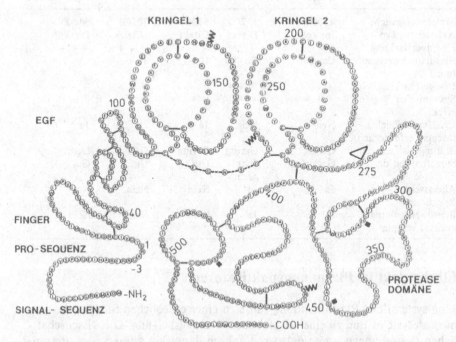

Abb. 5. Zweidimensionales Modell von menschlichem t-PA [32, 37]. Neben der C-terminalen Leichtkette mit den aktiven Zentren (■) enthält das vollständige native t-PA-Molekül im Bereich der N-terminalen Schwerkette Domänestrukturen, die für die Fibrinbindung verantwortlich sind

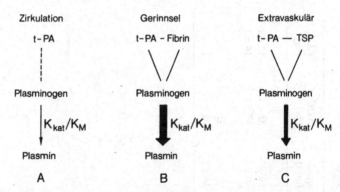

Abb. 6. Kinetische Daten von Hoylaerts et al. [13] postulieren einen zyklischen 3molaren Komplex, in dem t-PA und Plasminogen an Fibrin gebunden sind, wodurch die Fibrinspezifität von t-PA erklärt wird

Die pharmakologischen Daten des derzeit auf dem Markt befindlichen rekombinanten t-PA wurden in eigenen Untersuchungen erstellt [42, 43, 47–49]. In 4 Studien an 62 gesunden Probanden und 3 Studien mit 29 Patienten mit akutem Herzinfarkt wurden die t-PA-Antigen- und -Aktivitätsspiegel nach Applikation verschiedener Dosisregimes gemessen und pharmakokinetische Kenngrößen (Tabellen 3–5) errechnet (Beispiele in Abb. 7 a, b). Bei allen Studien ergaben sich 2 Halbwertszeiten, wobei die dominante Halbwertszeit $t_{1/2}\alpha$ bei den gesunden Probanden zwischen 3,3 und 4,4 min lag, während sie bei den Infarktpatienten nach Gabe des Standardregimes mit 100 mg über 3 h bzw. 90 min und nach Applikation von 50 mg als Bolus zwischen 3,6 und 4,8 min lag. Diese Beobachtungen zeigen, daß die Elimination von t-PA unter den Bedingungen der klinischen Therapie des akuten Myokardinfarkts keiner Sättigungskinetik unterliegt. Wie aus Abb. 7 a, b zu ersehen ist, kommt es nach Beginn der Infusionen in allen Fällen zu einem sehr raschen Anstieg der rt-PA-Konzentration und -Aktivität im Blut, wonach sich unter Infusionsbedingungen nahezu ein Gleichgewicht einstellt. Nach Absetzen der Infusionen wird entsprechend der kurzen ersten Halbwertszeit eine rasche Abnahme der Konzentrationen und der Aktivitäten beobachtet. Die kurze Halbwertszeit gestattet

Tabelle 3. Pharmakokinetische Kenngrößen

V_1, V_{SS}	Verteilungsvolumina initial, steady state	l	Gewebeverteilung Gewebebindung
C_{max}	Plasmakonzentration am Infusionsende	ng/ml	–
$t_{1/2}\alpha$, β.	Plasmahalbwertszeiten	min	Verweildauer im Plasma
AUC	Fläche unter der Kurve α, β	ng·h/ml	Biologische Verfügbarkeit
Cl	Totale Plasmaclearance	ml/min	Eliminationsrate aus dem Plasma

Tabelle 4. Pharmakokinetische Kenngrößen bei gesunden Probanden ($n = 6$/Gruppe, Abkürzungen s. Tabelle 3)

	C_{max} [ng/ml]	AUC [ng·h/ml]	Cl [ml/min]	V_1 [l]	V_{SS} [l]	$t_{1/2}\alpha$ [min]	$t_{1/2}\beta$ [min]	AUC α [%]	AUC β [%]
Antigen									
0,25 mg/kg	955±183	534± 86	640± 47	4,6±0,3	8,1±0,8	4,4±0,2	39±3	88±1	12±1
0,50 mg/kg	1828±254	1002±129	598± 91	4,3±0,8	8,0±0,9	4,4±0,4	40±3	86±1	14±1
Aktivität									
0,25 mg/kg	539± 59	357± 89	1008±205	5,5±1,4	–	3,6±0,4	–	–	–
0,50 mg/kg	1112±181	670± 47	903±122	4,4±0,6	6,8±0,9	3,2±0,4	34±5	93	7

Tabelle 5. Pharmakokinetische Kenngrößen von rt-PA (Actilyse) bei 12 Patienten mit akutem Myokardinfarkt

	C_0	C_{72h}	C_{max}	C_{SS1}	C_{SS2}
Mittelwert (ng/ml)	5,2	7,9	33'10	2210	930
Standardabweichung	±3,0	±3,4	±950	±470	±200

eine flexible Dosisanpassung an klinische Notwendigkeiten und erlaubt eine gute Steuerbarkeit der Therapie. Um therapeutische Spiegel aufrecht zu erhalten, ist nach derzeitigen Erkenntnissen jedoch eine Dauerinfusion erforderlich. Ob und inwieweit Bolusapplikationskonzepte ähnlich gute und bessere Reperfusionsraten ermöglichen, muß in klinischen Studien nachgewiesen werden.

Die Plasmaeliminationsrate wird offensichtlich im wesentlichen durch die Leberclearance beeinflußt. Hierfür sprechen Daten einer Reihe von Autoren [39, 46]. In unseren eigenen Studien war die Clearance bei Patienten im Vergleich zu gesunden Probanden vermindert, was wahrscheinlich mit einem verminderten Leberfluß während der Phase des akuten Herzinfarkts zusammenhängt. Ob ein Teil des nicht an PAI, α_2-Antiplasmin, α_1-Antitrypsin und C_1-Inhibitor gebundenen freien t-PA an Endothelzellen adhäriert, ist zu prüfen.

Prourokinase

Eine weitere fibrinselektive Substanz, die derzeitig für den klinischen Einsatz am Patienten noch nicht zugelassen ist, ist die Prourokinase (PUK) oder einkettige Urokinase bzw. einkettiger Urokinase-Typ-Plasminogen-Aktivator (scu-PA). Die Prourokinase ist ein Glykoprotein, das durch Hydrolyse einer Peptidbindung in Urokinase umgewandelt wird [10]. Der Wirkungsmechanismus der Prourokinase ist bisher nicht eindeutig geklärt. In zahlreichen tierexperimentellen Untersuchungen und in ersten klinischen Studien am Menschen wurde jedoch eine relative Fibrinselektivität dieser Substanz belegt.

Vergleichende pharmakokinetische Untersuchungen zwischen natürlicher, von menschlichem Urin und von Lungenkarzinomzellen entstammender Prourokinase ergaben eine Verschwinderate aus dem Plasma nach Bolusapplikation in Kaninchen mit einer initialen dominanten Halbwertszeit von 3–6 min. Bei Patienten, die zur Therapie eines akuten Herzinfarkts mit Prourokinase behandelt wurden, errechnete sich eine vergleichbare Halbwertszeit von 4–7 min [51]. Dies bedeutet, daß ähnlich wie bei t-PA zur Erhaltung therapeutischer Spiegel von ca. 5–10 µg/ml Plasma eine Dauerinfusion erforderlich zu sein scheint. Die Clearance erfolgt offensichtlich ebenfalls über einen hepatischen Mechanismus.

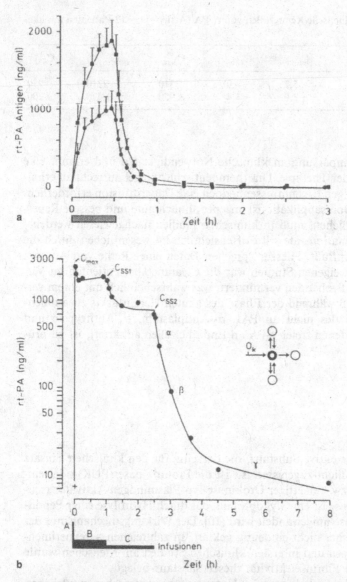

Abb. 7. a Plasmakonzentrationsverlauf von rt-PA-Antigen nach Infusion von 0,25 (●) und 0,5 mg (■) rt-PA/kg in jeweils 6 gesunden Probanden. Der Kurvenverlauf zeigt Dosislinearität im Bereich therapeutischer Dosierungen. **b** rt-PA-Antigen-Plasmakonzentrationen bei einem Patienten mit akutem Herzinfarkt nach Infusion von 100 mg rt-PA über 2,5 h mit unterschiedlichen Infusionsgeschwindigkeiten

Nichtfibrinselektive Plasminogenaktivatoren

Urokinase

Die Urokinase wird aus menschlichem Harn gewonnen und ist somit ein physiologisches Thrombolytikum. Sie besteht aus einem hochmolekularen und einem niedermolekularen Anteil. Urokinase besitzt eine hohe Affinität zu Plasminogen und führt zur direkten Aktivierung von Plasminogen in Plasmin. Als physiologische Substanz führt sie nicht zur Antikörperbildung und kann damit wiederholt angewandt werden bzw. ist für eine längerdauernde Anwendung geeignet. Für Urokinase ist eine Plasmahalbwertszeit von ungefähr 10 min beschrieben.

Streptokinase

Die Streptokinase ist ein nicht-physiologisches und nicht-fibrinselektives Thrombolytikum. Sie ist ein katalytisches Stoffwechselprodukt β-hämolytischer Streptokokken der Lancefield-Gruppe C und hat ein Molekulargewicht von 47 000.

Sie ist ein nicht enzymatisch wirksames Protein und weist Homologien zu anderen Serinproteasen auf. Das Molekül selbst besitzt keine proteolytische Aktivität, hat jedoch eine hohe Affinität zu Plasminogen. Als nicht-physiologische Substanz besitzt sie Antigenität und führt zur Antikörperbildung. Eine kurzfristige Wiederholung einer Behandlung mit Streptokinase ist daher nicht möglich. Die Aktivierung von Plasminogen durch Streptokinase erfolgt in 2 Schritten: Zuerst bildet sich ein äquimolarer Komplex von Plasminogen und Streptokinase, der dann als Aktivator wirksam wird. Der Aktivator führt in einem zweiten Schritt zur Aktivierung von Plasminogen zu Plasmin. Die Wirksamkeit der Streptokinase setzt systemisches Plasminogen voraus; werden zu hohe Mengen an Streptokinase verabreicht, ist das gesamte Plasminogen an Streptokinase gebunden. Dem gebildeten Aktivator steht kein freies Plasminogen zur Verfügung, eine systemische Plasminogenaktivierung ist nicht mehr möglich. Die ideale Dosierung strebt daher an, jeweils ein geeignetes Verhältnis zwischen Plasminogen und Aktivator zu erreichen.

Die Streptokinase und der Aktivatorkomplex werden in der Zirkulation von Mäusen mit einer Halbwertszeit von 15 min und von Kaninchen mit 3 min eliminiert. Die Halbwertszeit der Streptokinase ergibt sich einmal durch die Neutralisation durch spezifische Anti-Streptokinaseantikörper, die beim erwachsenen Menschen ubiquitär vorhanden ist, zum anderen durch einen Abbau durch zirkulierende Proteine in Spaltprodukte, die in der Leber weiter abgebaut werden. Die funktionelle Halbwertszeit ist wesentlich kürzer als die des zirkulierenden Proteins und beträgt etwa 23 min [23].

APSAC

Die azylierten Plasminogen-Streptokinase-Aktivator-Komplexe (APSAC) stellen eine Fortentwicklung der Streptokinase dar, bei denen das aktive Zentrum reversibel verestert und dadurch inaktiviert ist. Diese transiente Azylierung wird durch eine spezielle „invers" azylierende Substanz, einem P-Amidinophenyl-P-Anisat-HCL erreicht. Im Blut und am Thrombus kommt es zu einer langsamen Deazylierung und einer entsprechenden enzymatischen Wirksamkeit [45]. Die Deazylierung des Azyl-Plasminogen-Streptokinase-Komplexes (APSAC) erfolgt durch Hydrolyse, wenn der Komplex in Lösung ist. Die allmähliche Deazylierung führt zu einer verlängerten Halbwertszeit in Plasma und Blut von etwa 105–120 min [3]. Durch die Fibrinbindungsstellen des an Streptokinase gekoppelten Lys-Plasminogenanteils wird eine hohe Affinität zu Fibrin erreicht. Bei der klinischen Anwendung ergaben sich systemische Einflüsse auf das Gerinnungs- und Fibrinolysesystem, die mit denen von Streptokinase vergleichbar sind. Da APSAC mit seinem Streptokinaseanteil eine nicht physiologische Substanz ist, muß mit der Entwicklung von Antikörpern gerechnet werden. Eine kurzfristige Wiederholung der Therapie ist deshalb mit dieser Substanzgruppe ebenfalls nicht möglich.

Systemische Wirkungen auf das Hämostasesystem und Blutungen

Am meisten wird als Komplikation der thrombolytischen Therapie die iatrogen induzierte Blutung gefürchtet. Die Ursache der Blutungsneigung während thrombolytischer Therapie ist bis heute nicht eindeutig aufgeklärt. Eine wesentliche Rolle spielt die systemische Plasminämie und der dadurch bedingte Verbrauch an α_2-Antiplasmin, der Abbau gerinnbaren Fibrinogens und der Gerinnungsfaktoren V und VIII-C sowie die entstehenden antikoagulatorisch wirkenden Fibrin- und Fibrinogenspaltprodukte mit der Folge verlängerter Gerinnungszeiten im Plasma. Mentzer et al. fanden im Plasma von Patienten, die mit Streptokinase behandelt wurden, nach 1 h kein intaktes Fibrinogen in der Zirkulation. Erst 25 h nach Ende der Therapie bestand das gerinnbare Protein wieder vorwiegend aus intaktem Fibrinogen [25].

Therapeutische Dosierungen von rt-PA zur Behandlung des akuten Herzinfarkts und der Lungenarterienembolie führen zu einer systemischen Aktivierung des Fibrinolysesystems; das Ausmaß ist jedoch deutlich geringer als bei therapeutischen Dosen von Streptokinase, Urokinase oder APSAC. Nach Applikation therapeutisch wirksamer Dosen von Prourokinase [34] wurden ähnliche Einflüsse auf das Hämostasesystem gesehen wie nach Applikation von rt-PA. Bei den großen europäischen Studien zur Behandlung des Herzinfarkts lag der mittlere Fibrinogenverlust in der rt-PA-Gruppe (0,75 mg/kg/90 min) bei etwa 43%, in der Streptokinasegruppe (1,5 Mio IU/60 min) bei über 90%. In TIMI 1 fielen die Fibrinogenwerte in der rt-PA-Gruppe (80 mg/3 h) um 26%, in der Streptokinasegruppe (1,5 Mio IU/60 min) um 67% bis zum Ende der laufenden Infusion. In eigenen Untersuchungen an 54 gesunden männlichen Probanden konnte nach Verabreichung verschiedener Dosisregimes von rt-PA ohne gleichzeitige Gabe von Heparin ein maximaler Fibrinogenverlust von

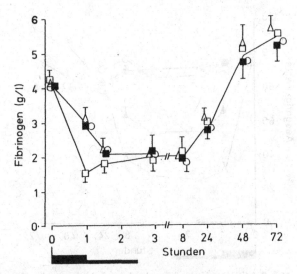

Abb. 8. Mittlerer Fibrinogenverlauf bei 12 Patienten mit akutem Herzinfarkt während und nach Infusion von 100 mg rt-PA über 2,5 h. Der maximale Abfall beträgt ca. 50% des Ausgangswertes. Ohne Inhibitoren (□) wird in Plasmaproben mit hohen rt-PA-Konzentrationen eine falsch-niedrige Fibrinogenkonzentration gemessen; (■) mit 1 mg/ml anti-rt-PA IgG, (○) mit 200 KIU/ml Aprotinin und (△) mit 2 μM PPACK

20% beobachtet werden, während dieser nach Behandlung von 12 Myokardinfarktpatienten bei ca. 50% lag (Abb. 8). Bei allen Probanden und Patienten wurde eine deutliche Abnahme von α_2-Antiplasmin und Plasminogen gemessen, während andere Inhibitoren, wie z. B. Antithrombin III und α_2-Makroglobulin, unverändert blieben (Abb. 9) [42].

Der hämostatische Defekt der Thrombolysetherapie beruht offensichtlich nicht nur auf der Hypofibrinogenämie, dem Verlust anderer Faktoren des plasmatischen Gerinnungs- und Fibrinolysesystems und dem Auftreten von Fibrin(ogen)spaltprodukten mit ihrem antikoagulatorisch wirkenden und polymerisationshemmenden Effekt, sondern auch auf einer Störung des thrombozytären Beitrags zur Hämostase. Ein Fibrinogenmangel führt zu Plättchenaggregationsdefekten. Aktiviertes Plasminogen bindet an die Thrombozytenoberfläche sowie an Thrombospondin und führt über den Abbau der thrombozytären Oberflächenglykoproteine Ib und IIb/IIIa zur Störung der Thrombozytenadhäsion und -aggregation. Durch Aktivierung an Thrombospondin und histidinreiches Glykoprotein gebundenen Plasminogens wird möglicherweise eine Desaggregation der Thrombozyten herbeigeführt. Die durch rt-PA bedingten Thrombozytenfunktionsstörungen scheinen jedoch geringer zu sein, als die durch Streptokinase verursachten [50].

Trotz der geringeren Einflüsse auf die plasmatische und thrombozytäre Hämostase wurden auch in den Studien mit rt-PA Blutungen beobachtet. In den größeren Infarktstudien waren die Blutungsinzidenz an Punktionsstellen und zerebrale Blutungen ähnlich häufig.

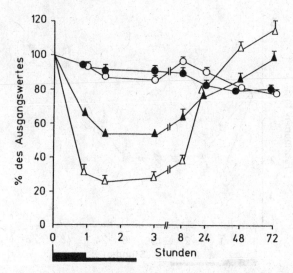

Abb. 9. Mittlerer Verlauf verschiedener Inhibitoren des Hämostasesystems bei 12 Patienten mit akutem Herzinfarkt während und nach Gabe von 100 mg rt-PA über 2,5 h; (▲) Plasminogen, (△) α_2-Antiplasmin, (●) α_2-Makroglobulin und (○) Antithrombin III

Offensichtlich haben andere als bisher meßbare Mechanismen eine Bedeutung für die Blutungsneigung unter der Behandlung mit fibrinselektiven thrombolytischen Substanzen. Unabhängig von der Art des Thrombolytikums werden nicht nur therapeutisch anvisierte Thromben lysiert, sondern auch hämostatisch notwendige Gerinnsel an Gefäßläsionen aufgelöst. Dies erklärt Blutungen an Punktionsstellen, aber auch zerebrale Blutungen, die durch Thrombolyse fibrinbeschichteter Gefäßläsionen hervorgerufen werden.

Ein Großteil der Patienten wird während der thrombolytischen Therapie mit Heparin oder Thrombozytenaggregationshemmern antikoaguliert. Die Antikoagulantienbehandlung allein führt zu einem Hämostasedefekt, der durch die zusätzliche thrombolytische Therapie verstärkt wird und die Blutungsneigung erhöhen kann. Untersuchungen von Bauer et al. deuten darauf hin, daß t-PA eine Aktivierung von an Endothelzelloberflächen gebundenem Plasminogen induziert – ein Effekt, der daran denken läßt, daß im einzelnen noch nicht bekannte Interaktionen zwischen rt-PA und Endothelzellen zu einer lokalen Blutungsneigung führen könnten. Diese Hypothese wird durch klinische Ergebnisse gestützt, die mit thrombusselektiverem einkettigen rt-PA erzielt wurden und zu keiner eindeutigen Senkung von Blutungskomplikationen geführt haben. Ob die Blutungsbereitschaft mehr von der Höhe der Einzeldosis, von der Gesamtdosis oder von der Applikationsdauer abhängt, ist unklar.

Ein erst in jüngster Zeit beobachteter Aspekt der Fibrinolysetherapie ist die gleichzeitige Aktivierung des Gerinnungssystems. Offensichtlich entsteht durch Auflösung thrombotischen Materials im Thrombus und in den arteriosklerotischen Plaques des Gefäßsystems und durch proteolytische Wirksamkeit von Plasmin die prokoagulatorisch wirksame Protease Thrombin, was die Gefahr der Bildung neuer Gerinnsel und Thrombosen beinhaltet. Möglicherweise ist ein Teil der beobachteten Reokklusionen nach erfolgreicher Lyse thromboembolischer Verschlüsse durch diesen Mechanismus erklärbar.

Neue Entwicklungen

Ein neuer Ansatz, die Thrombolysetherapie zu verbessern, ist der Versuch, verschiedene Thrombolytika zu kombinieren, um die jeweils besten Eigenschaften auszuschöpfen. Durch Kombination von rt-PA und Streptokinase soll die hohe und schnelle Thrombolysekapazität von ersterem mit den hämorheologischen Wirkungen der Streptokinase zur Verhinderung von Reokklusionen verbunden werden. Durch die gleichzeitige Gabe von Prourokinase und rt-PA wird eine synergistische Wirkung erzielt, d. h., mit sehr niedrigen Dosen wird eine komplette Reperfusion bei weitestgehender Schonung des Hämostasesystems erreicht. Faszinierende Perspektiven bietet die gentechnologische Herstellung von Hybridmolekülen und Mutanten von t-PA und Urokinase bzw. Prourokinase. Vor allem die Herstellung von Mutanten, die die pharmakokinetischen Eigenschaften von t-PA verändern, haben großes klinisches Interesse gefunden. So befindet sich eine Mutante, die nur aus dem Proteaseanteil und einem Kringel besteht, derzeit bereits in klinischer Erprobung [24].

Der mögliche Vorteil dieser Mutante besteht in einer verlängerten Halbwertzeit, was die Möglichkeit einer Bolusapplikation eröffnet. Ob und inwieweit ähnlich gute oder günstigere klinische Ergebnisse erzielt werden können wie mit nativen Plasminogenaktivatoren, bleibt abzuwarten. Dies trifft auch für Substanzen zu, die aus einer Kombination von Plasminogenaktivatoren mit einem gegen Fibrin und/oder thrombozytäre Oberflächenstrukturen gerichteten monoklonalen Antikörper bestehen und so die Thrombusaffinität des Thrombolytikums erhöhen sollen.

Die Produktion von Mutanten, Hybridenzymen und Konjugaten sollte zu besseren Plasminogenaktivatoren hinsichtlich Halbwertzeit, Thrombusaffinität und thrombolytischer Potenz führen [4]. Ihre klinische Bedeutung wird in den nächsten Jahren zu belegen sein. Eine größere Bedeutung für die klinischen Ergebnisse der thrombolytischen Therapie wird die derzeit in Gang befindliche Entwicklung neuer Antithrombotika haben, die eine stärkere Antithrombinwirkung und/oder eine Hemmung der Plättchen-Gefäßwand-Interaktion zum Ziel haben. Erste Daten ermutigen zu der Hoffnung, daß hierdurch die thrombolytische Wirksamkeit von Plasminogenaktivatoren gesteigert und die hohe Zahl an Reokklusionen vermindert werden kann.

Danksagung. Für die Hilfe bei der Erstellung des Manuskripts bedanke ich mich bei Frau Bettina Müller und Herrn Dr. Martin Grünewald.

Literatur

1. Astrup T (1958) The haemostatic balance. Thromb Diath Haemorrh 2:347–357
2. Atichartakarn V, Marder VJ, Kirby EP, Budzynski AZ (1978) Effects of enzymatic degradation on the subunit composition and biologic properties of human factor VIII. Blood 51:281–297
3. Bauer PI, Machovich R, Buki KG, Csonka E, Koch SA, Horvath I (1984) Interactions of plasmin with endothel cells. Biochem J 218:119–124
4. Bode C, Kübler W (1992) Neue Strategien und Perspektiven der Thrombolysetherapie. Internist 33:258–264
5. Dastre A (1893) Fibrinolyse dans le sang. Arch Physiolog Normale et Patholog 5:661–663
6. Donaldson VH (1960) Effect of plasmin in vitro on clotting factors in plasma. J Lab Clin Med 56:644–651
7. Fearnley GR (1961) A concept of natural fibrinolysis. Lancet I:992–993
8. Fersht A (1979) Enzyme structure and mechanism. Freeman, San Francisco
9. Gaffney PJ (1979) The biochemistry of the degradation of fibrinogen and fibrin by plasmin. In: Neri Serneri GG, Prentice CRM (Hrsg) Haemostasis and Thrombosis. Academic Press, London (7–26)
10. Günzler W, Steffens G, Otting F, Kine SM, Frankus E, Flohe L (1982) The primary structure of high molecular mass human urokinase from human urine. Hoppe-Seylers Z Physiol Chem 363:1155–1165
11. Hamsten A, Wiman B, DeFaire U, Blombäck M (1985) Increased plasma levels of a rapid inhibitor of tissue plasminogen activators in young survivors of myocardial infarction. N Engl J Med 313:1557–1563
12. Harvey WG (1976) (translated by Whitteridge) Exercitatio anatomica de motu cordis et sanguinis in animalibus. Blackwell Scientific Publishers, Oxford
13. Hoylaerts M, Rijken DC, Lijnen HR, Collen D (1982) Kinetics of the activation of plasminogen by human tissue plasminogen activator. J Biol Chem 257:2912–2919
14. Hunter J (1794) A treatise on blood, inflammation and gunshot wounds. London
15. Husain SS, Lipinski B, Gurevich V (1981) Rapid purification of a high affinity plasminogen activator from human blood by specific adsorption on fibrin/celite. Proc Natl Acad Sci USA 78:4265–4269
16. Jackson CM, Nemerson Y (1980) Blood coagulation. Ann Rev Biochem 49:765–811
17. Juhan-Vague I, Valadier J, Alessi MC, Aillaud MF, Ansaldi J, Philip-Joet C, Holvoet A, Serradimigni A, Collen D (1987) Deficient t-PA release and elevated PA inhibitor levels in patients with spontaneous or recurrent deep venous thrombosis. Thromb Haemost 57:67–72
18. Kirby EP, Martin N, Marder VJ (1974) Degradation of bovine factor VIII by plasmin and trypsin. Blood 43:629–640
19. Lewis JH, Howe AC, Ferguson JH (1949) Thrombin formation; (II) Effects of lysin (fibrinolysin, plasmin) on prothrombin, Ac-globulin and tissue thromboplastin. J Clin Invest 28:1507–1510
20. Lovell R (1661) History of animals and minerals, 63rd Ed Oxford
21. Macfarlane RG, Pilling J (1947) Fibrinolytic action of normal urine. Nature 159:779
22. Malpighi MJM (1956) (translated by Forrester): De polypo cordis dissertation, 11th Ed., Almqvist and Wiksells, Uppsalla
23. Martin M (1982) Streptokinase in chronic arterial disease. CRC, Boca Raton, FL
24. Matin U, von Möllendorf E, Akpan W, Kientsch-Engel R, Kaufmann B, Neugebauer G (1991) Pharmacokinetic and hemostatic properties of the recombinant plasminogen activator BM 06.022 in healthy volunteers. Thromb Haemost 66:569–574
25. Mentzer RL, Budzynski AZ, Sherry S (1986) High-dose, brief-duration intravenous infusion of streptokinase in acute myocardial infarction: description of effects in the circulation. Am J Cardiol 57:1220–1226

26. Morawitz P (1905) Die Chemie der Blutgerinnung. Ergeb Physiologie, Biochemie, Biophysik und Psychophysik 4:307−422
27. Morgagni JB (1769) The seats and causes of diseases investigated by anatomy, 3rd Ed., London
28. Müller-Berghaus G (1987) Physiologie und Regulation der Blutgerinnung und Fibrinolyse. Med Welt 38:407−413
29. Müllertz S (1953) Plasminogen activator in spontaneously active human plasma. Proc Soc Exper Biol Med 82:291−295
30. Neurath H (1975) Limited proteolysis and zymogen activation. In: Reich E, Rifkin DB, Shaw E (Hrsg) Proteases and Biological Control. Cold Spring Harbor Laboratory, Cold Spring Harbor NY (51−54)
31. Nolf P (1908) Contribution à l'étude de la coagulation du sang. V. La fibrinolyse. Arch Internat Physiol 6:306−359
32. Ny T, Elgh F, Lund B (1984) The structure of the human tissue-type plasminogen activator gene: correlation of intron and exon structural domains. Proc Natl Acad Sci USA 81:5355−5359
33. Ogston D (1977) Biochemistry of naturally occurring plasminogen activators. In: Ogston D, Bennett B (Hrsg) Haemostasis: biochemistry, physiology and pathology. John Wiley, London (221−229)
34. Ostermann H, Persönliche Mitteilung
35. Paques EP, Heimburger N (1986) Das fibrinolytische System. Hämostaseol 6:139−147
36. Pasquini R, Hershgold EJ (1973) Effects of plasmin on human factor VIII (AHF). Blood 41:105−111
37. Pennica D, Holmes WE, Kohr WJ, Harkins RN, Vehar GA, Ward CA, Bennett WF, Yelverton E, Seeburg PH, Heyneker HL, Goedel DV, Collen D (1983) Cloning and expression of human tissue-type plasminogen activator cDNA in E. coli. Nature 301:214−221
38. Ratnoff OD (1977) The surface-mediated initiation of blood coagulation and related phenomena. In: Ogston D, Bennett B (Hrsg) Haemostasis: biochemistry, physiology and pathology. John Wiley, London (25−55)
39. Rijken DC, Emeis JJ (1986) Clearance of the heavy and light polypeptide chains of human tissue-type plasminogen activator in rats. Biochem J 238:643−646
40. Rijken DC, Wijngaards G, Zaal-de Jong M, Welbergen J (1979) Purification and partial characterization of plasminogen activator from human uterine tissue. Biochem Biophys Acta 580:140−153
41. Robbins KC (1977) The biochemistry of plasminogen and plasmin. In: Ogston D, Bennett B (Hrsg) Haemostasis: biochemistry, physiology and pathology. John Wiley, London (208−220)
42. Seifried E, Tanswell P, Ellbrück D, Haerer W, Schmidt A (1989) Pharmacokinetics and haemostatic status during consecutive infusions of recombinant tissue-type plasminogen activator in patients with acute myocardial infarction. Thromb Haemost 61:497−501
43. Seifried E, Tanswell P, Rijken DC, Barrett-Bergshoeff MM, Su CAPF, Kluft C (1988) Pharmacokinetics of antigen and activity of recombinant tissue-type plasminogen activator after infusion in healthy volunteers. Drug Res 38:418−422
44. Smith JA, Ross WD (1912) Translation of Aristotle's De partibus animalium 4, 4th Ed. Clarendon Press, Oxford Book II
45. Smith RAG, Dupe RJ, English PD, Green J (1981) Fibrinolysis with acylenzymes: a new approach to thrombolytic therapy. Nature 290:505−508
46. Tanswell P, Seifried E, Krause J (1991) Pharmacokinetics and clinical action of alteplase. Drug Res 41:103−114
47. Tanswell P, Seifried E, Su CAPF, Feuerer W, Rijken DC (1989) Pharmacokinetics and systemic effects of tissue-type plasminogen activator in normal subjects. Clin Pharmacol Ther 46:155−162

48. Tanswell P, Tebbe U, Neuhaus KL, Gläsle-Schwarz BS, Wojcik J, Seifried E (1992) Pharmacokinetics and fibrin specifity of alteplase during accelerated infusions in acute myocardial infarction. J Am Coll Cardiol 19:1071–1075
49. Tebbe U, Tanswell P, Seifried E, Feuerer W, Scholz K-H, Herrmann KS (1989) Single-bolus injection of recombinant tissue-type plasminogen activator in acute myocardial infarction. Am J Cardiol 64:448–453
50. Terres W, Umnus-Schnelle S, Mathey DG, Bleifeld W (1987) Wirkungen thrombolytischer Substanzen auf Thrombozytenaggregabilität und Stabilität von Plättchenaggregaten. Z Kardiol 76, Suppl 2:54
51. Van de Werf F, Nobuhara M, Collen D (1986) Coronary thrombolysis with human singlechain, urokinase-type plasminogen activator (pro-urokinase) in patients with acute myocardial infarction. Ann Intern Med 104:345–348
52. Wallen P (1977) Activation of plasminogen with urokinase and tissue activator. In: Paoletti R, Sherry S (Hrsg) Thrombosis and Urokinase. Academic Press, London (91–102)
53. Walsh KA (1975) Unifying concepts among proteases. In: Reich E, Rifkin DB, Shaw E (Hrsg) Proteases and Biological Control. Cold Spring Harbor Laboratory, Cold Spring Harbor NY (1–12)
54. Wiman B, Collen D (1978) Molecular mechanism of physiological fibrinolysis. Nature 272:549–550

Aktuelle Entwicklung
von Thrombozytenfunktionshemmern

H. PATSCHEKE und A. RUF

Zusammenfassung

Zahlreiche klinische Studien belegen die Wirksamkeit von Acetylsalicylsäure (ASS), insbesondere in der Sekundärprophylaxe arterieller thromboembolischer Ereignisse. Zur Thrombozytenfunktionshemmung genügen tägliche Dosierungen zwischen 50 und 150 mg ASS, bei denen Nebenwirkungen von ASS deutlich zurücktreten.

Ticlopidin steht der Wirksamkeit von ASS bei manchen Indikationen nicht nach. Sorgfältig zu beachten sind Neutropenien, die in den ersten Behandlungsmonaten vorkommen können und eine regelmäßige Blutbildkontrolle notwendig machen.

Mit der jüngsten Entwicklung verschiedener β_3-Integrinhemmstoffe wird ein hochwirksames und spezifisches Prinzip der Aggregationshemmung realisiert. Die bisherigen klinischen Erfahrungen zeigen für einige Substanzen eine hohe Wirksamkeit bei guter Verträglichkeit. Bemerkenswerte Therapieerfolge wurden für den monoklonalen Antikörper c7E3 Fab bei Patienten mit instabiler Angina pectoris, PTCA u. a. berichtet.

Aus heutiger Sicht erscheint es vorstellbar, daß der Kardiologe schon in naher Zukunft für den präventiven, therapeutischen, lang- und kurzzeitigen Einsatz von Thrombozytenfunktionshemmern unter verschiedenen Hemmstoffen und Hemmstoffklassen mit unterschiedlicher Pharmakodynamik und Pharmakokinetic wird wählen können.

Einleitung

Lange Zeit war der Begriff ‚Thrombozytenfunktionshemmer' praktisch synonym mit der ASS. Mit der zunehmenden Aufklärung der biochemischen Details der Thrombozytenfunktion ging jedoch in den letzten Jahren eine geradezu sprunghafte Entwicklung neuer Thrombozytenfunktionshemmer einher. Deren Angriffspunkte, Wirksamkeit und Risiken sind deutlich von denen der ASS verschieden.

Die Indikationen für die Anwendung von Thrombozytenfunktionshemmern resultieren aus der Rolle, die den Thrombozyten v. a. für die Entwicklung arterieller Thrombosen zukommt. Bei der koronaren Herzkrankheit sind es

Fissuren und Aufbrüche von atheromatösen Plaques, in denen Thrombozyten von subendothelialem Material aktiviert werden. Vor allem von Kollagenfasern geht ein starker Aktivierungsreiz aus. Thrombozyten haften am Kollagen, internalisieren die Kollagenfasern und durchlaufen ihre Aktivierungskaskade.

Aktivierungskaskade der Thrombozyten

Der intrazelluläre Transduktionsmechanismus der Plättchenaktivierung wird von einer Erhöhung des zytoplasmatischen freien Calciums und Proteinphosphorylierungen vermittelt. Die Aktivierungskaskade führt zu einem Gestaltwandel der Thrombozyten, der Expression prokoagulatorischer Aktivität, ihrer Aggregation untereinander und mit Granulozyten, der Sekretion aus ihren sekretorischen Organellen und der Synthese von Thromboxan A_2 (TXA_2). Jedes dieser Phänomene wirkt prothrombotisch. Durch die Expression des Fibrinogenrezeptors wird die Aggregation von Thrombozyten durch Fibrinogenbrücken möglich. Die Expression des Plättchenfaktors 3 beschleunigt die Thrombinbildung und trägt dadurch zur plasmatischen Gerinnung bei. Die Sekretion aus den proteinreichen α-Granula setzt adhäsive Proteine frei, die die Plättchenadhäsion und -aggregation fördern. ADP und Serotonin werden aus den δ-Granula freigesetzt und sind Plättchenstimuli, die weitere Thrombozyten in den thrombotischen Prozeß einbeziehen. Durch die Synthese von TXA_2 wird ein besonders potenter sekundärer Stimulus für die Thrombozytenreaktion frei, dessen Synthesehemmung auch der Angriffspunkt von ASS ist.

Angriffspunkte von Thrombozytenfunktionshemmern und Spezifität ihrer Wirkung

Ziel der Anwendung jedes Thrombozytenfunktionshemmers ist es, den Aktivierungsprozeß und seine Konsequenzen für die Thrombozytenfunktion zu hemmen. Mit der Komplexität dieses Mechanismus bieten sich für Hemmstoffe zahlreiche Angriffspunkte an, für die es in den meisten Fällen auch Beispiele von experimentellen Hemmstoffen gibt.

Es zeigte sich jedoch, daß viele Hemmstoffe, die in den Aktivierungsstoffwechsel der Thrombozyten eingreifen, in vivo wenig spezifisch für die Thrombozyten sind. Das gilt insbesondere für jene Inhibitoren, die das zyklische AMP oder GMP in den Thrombozyten erhöhen und damit den intrazellulären Transduktionsmechanismus der Plättchenaktivierung inhibieren. Bei solchen Substanzen wie Prostazyklin-Mimetika (z. B. Iloprost) oder Stickoxiddonatoren (z. B. Molsidomin) stehen Gefäßwirkungen mit Kopfschmerzen, Flushsyndrom bis hin zum Blutdruckabfall im Vordergrund. Solche Pharmaka erreichen daher nur selten therapeutische Konzentrationen, die eine hinreichend deutliche Hemmung der Thrombozytenaktivität erzeugen.

Eine relative Spezifität für eine Wirkung auf die Thrombozyten haben Inhibitoren des PGH_2/TXA_2-Wegs, d. h. Substanzen, die letztlich Synthese oder Wirkung des TXA_2 hemmen. Dies hängt damit zusammen, daß die Thrombozyten in vivo nicht nur Hauptquelle für die Thromboxanbiosynthese, sondern neben der glatten Muskulatur auch Hauptangriffspunkt für TXA_2 sind.

Auch einige Rezeptorantagonisten hemmen weitgehend spezifisch die Thrombozytenaktivierung. Ein Beispiel dafür geben Ticlopidin und Clopidogrel, die die plättchenstimulierende Wirkung von ADP hemmen. Eine neue Klasse von Thrombozytenfunktionshemmern greift unmittelbar in den Aggregationsprozeß ein und hemmt sehr spezifisch die Wechselwirkung von Fibrinogen mit dem Fibrinogenrezeptor der aktivierten Thrombozyten.

Hemmstoffklassen

Unter pharmakologischen Gesichtspunkten, d. h. bezogen auf ihren Angriffspunkt, kann man die heute verfügbaren Thrombozytenfunktionshemmer 3 Hauptklassen zuordnen, nämlich Inhibitoren der Thromboxanbiosynthese, Rezeptorantagonisten für Plättchenstimulatoren und den β_3-Integrinhemmstoffen, die am Fibrinogenrezeptor angreifen. Der unterschiedliche Angriffspunkt der verschiedenen Vertreter dieser 3 Hemmstoffklassen bringt auch Unterschiede in der Wirksamkeit als Hemmer der Thrombozytenaktivierung und damit des prothrombotischen Beitrags der Thrombozyten mit sich:

Inhibitoren der Thromboxanbiosynthese (vgl. Abb. 1):
– Low-dose-ASS
– Thromboxan-Synthase-Inhibitoren
Rezeptorantagonisten:
– TXA_2/PGH_2-Rezeptorantagonisten (vgl. Abb. 1)
– Ticlopidin, Clopidogrel (ADP-Rezeptor)
– Thrombinrezeptorantagonisten (bisher nur experimentell)
β_3-Integrinhemmstoffe:
– Peptidomimetika
– Desintegrine (bisher nur experimentell)
– Monoklonaler Antikörper 7E3 Fab (CentoRx).

ASS ist der Hauptvertreter der *Hemmstoffe der Thromboxanbiosynthese* (Abb. 1). Damit es wirkt, muß die thrombozytäre Thromboxanbiosynthese fast vollständig unterdrückt werden. Dafür genügen tägliche Dosierungen von nur 50–150 mg ASS, gegebenenfalls in Retardform [1], bei denen die Nebenwirkungen von ASS deutlich zurücktreten. Mit dem Low-dose-ASS-Konzept wird auch das ASS-Dilemma überwunden, das darin besteht, daß bei höheren ASS-Dosierungen neben der Thromboxan- auch die Prostazyklinbiosynthese gehemmt wird.

Auch Thromboxansynthaseinhibitoren hemmen spezifisch die Thromboxanbiosynthese, aber im Unterschied zu ASS definitiv nicht die Synthese der Prostaglandine. Daneben führen sie durch Umlenken des Arachidonsäureme-

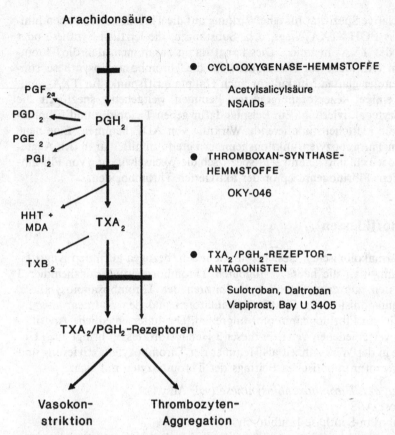

Abb. 1. Angriffspunkte von Hemmstoffen der Arachidonsäurekaskade (*PG* Prostaglandin, *PGI₂* = Prostazyklin, *TX* Thromboxan, *NSAIDs* nichtsteroidale Antiphlogistika, *HHT* 12-Hydroxy-heptadekatriensäure, *MDA* Malondialdehyd) (nach [6])

tabolismus (Abb. 1) zu einer vermehrten Bildung von Prostazyklin (PGI_2), dem potenten natürlichen Gegenspieler des TXA_2. Damit erschienen Thromboxansynthaseinhibitoren zunächst als Vertreter eines sehr attraktiven, bifunktionellen Wirkprinzips. Erste klinische Versuche führten jedoch zu enttäuschenden Resultaten, nach denen sich Thromboxansynthaseinhibitoren gegenüber ASS oder Thromboxanrezeptorantagonisten deutlich unterlegen zeigten. Die Ursache dürfte darin liegen, daß Thromboxansynthaseinhibitoren zu einer Akkumulation von Prostaglandin H_2 (PGH_2) führen können, das ebenso wie TXA_2 den PGH_2/TXA_2-Rezeptor auf Thrombozyten und glatter Muskulatur aktivieren kann (Abb. 1) [2].

Inhibitoren der Thromboxanbiosynthese schalten nur *einen* Agonisten, nämlich Thromboxan A_2 aus [2]. Das gilt genau so für TXA_2/PGH_2-Rezeptorantagonisten; ASS und TXA_2/PGH_2-Rezeptorantagonisten blockieren nur jenen Beitrag zur Plättchenaktivierung, der über den TXA_2/PGH_2-Rezeptor

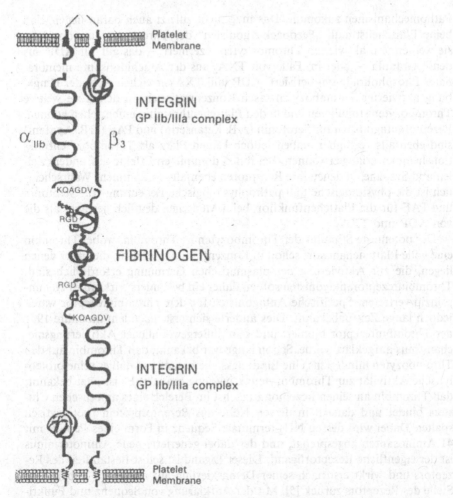

Abb. 2. Fibrinogenbrücke zwischen den Fibrinogenrezeptoren von 2 benachbarten Thrombozyten. Das α_{IIb}/β_3-Integrin (= Glykoprotein-II b/III a-Komplex) bindet Fibrinogen erst nach einer Thrombozytenaktivierung. Fibrinogen interagiert mit seinen Rezeptoren durch die carboxyterminalen Sequenzen (KQAGDV) seiner y-Ketten und einem RGD-Motiv auf den A-α-Ketten. (Modifiziert aus [6])

vermittelt wird. Das gilt auch für die anderen *Rezeptorantagonisten für plätt-chenstimulierende Agonisten* wie ADP, Serotonin, PAF und Thrombin. Sie schalten stets nur einen Plättchenagonisten aus, nämlich jenen, dessen Rezeptor sie blockieren. So hemmen Ticlopidin und Clopidogrel jene Plättchenaktivierungen, die durch ADP vermittelt werden. Eine Plättchenaktivierung z. B. durch Thrombin bleibt dagegen unbeeinträchtigt.

Der therapeutische Effekt von ASS [3] und Ticlopidin [4] in der Prävention und Therapie arterieller Thrombosen zeigt, daß TXA_2 und ADP offenbar eine wesentliche Rolle als Mediatoren der Thrombozytenaktivierung in diesen

Pathomechanismen zukommt. Das mag nicht zuletzt auch daran liegen, daß beide Plättchenstimuli „Feedback-Agonisten" der Thrombozyten sind, d. h., sie werden von aktivierten Thrombozyten sezerniert − das gilt für ADP aus den δ-Granula −. oder im Falle von TXA_2 aus der Arachidonsäure membranärer Phospholipide synthetisiert. ADP und TXA_2 erreichen so in der Umgebung aktivierter Thrombozyten rasch Konzentrationen, in denen sie weitere Thrombozyten stimulieren und in den Plättchenthrombus einbeziehen können. Rezeptorantagonisten für Serotonin (z. B. Ketanserin) und PAF (z. B. Apafant) sind ebenfalls verfügbar, haben jedoch keinen Platz als Thrombozytenfunktionshemmer erlangen können. Bei ihnen dominieren Effekte auf andere Zellen und Systeme, in denen ihre Rezeptoren ebenfalls vorkommen. Wahrscheinlich ist die physiologische und pathophysiologische Bedeutung von Serotonin und PAF für die Plättchenfunktion beim Menschen deutlich geringer als die von ADP und TXA_2.

Der potenteste Stimulus der Thrombozyten ist Thrombin, wobei Thrombin eine volle Plättchenantwort schon in Konzentrationen auslöst, die unter denen liegen, die zur Aktivierung der plasmatischen Gerinnung erforderlich sind. Thrombinrezeptorantagonisten sollten daher ein besonders wirksames Hemmprinzip vertreten. Spezifische Antagonisten für den Thrombinrezeptor waren jedoch lange Zeit unbekannt. Dies änderte sich erst, nachdem im Jahre 1991 der Thrombinrezeptor kloniert und sein außergewöhnlicher Aktivierungsmechanismus aufgeklärt wurde. Schon lange war bekannt, daß Thrombin auf den Thrombozyten mindestens eine Bindungsstelle besitzt und daß es seine proteolytische Aktivität zur Thrombozytenaktivierung braucht. Es ist jetzt bekannt, daß Thrombin an seinen Rezeptor zunächst im Bereich eines anionischen Clusters bindet und danach in dessen Nähe das Rezeptorprotein proteolytisch spaltet. Dabei wird dessen NH_2-terminale Sequenz in Form eines Peptids mit 41 Aminosäuren abgesprengt, und der dabei generierte neue Aminoterminus ist der eigentliche Rezeptorligand. Dieser Ligand ist selbst Bestandteil des Rezeptors und wirkt erst nach seiner Demaskierung auf eine noch unbekannte Stelle des Rezeptors zurück [5]. Mit der Aufklärung von Sequenz und Funktionsweise des Thrombinrezeptors wurden etliche Möglichkeiten für den Angriff von Antagonisten erkennbar. Experimentelle Hemmstoffe wurden dokumentiert, so daß die gezielte Entwicklung von Thrombinrezeptorantagonisten jetzt mit Nachdruck voranschreitet.

Solche Thrombinrezeptorantagonisten sind nicht zu verwechseln mit Hemmstoffen, die am Thrombin selbst angreifen. Dazu gehört z. B. Hirudin, dessen COOH-terminale Domäne in ganz ähnlicher Weise wie das anionische Cluster der zellulären Thrombinrezeptoren mit dem Thrombin interagiert.

Bei den Vertretern der β_3-Integrinhemmstoffe geht es um Inhibitoren der Thrombozytenaggregation im engeren Sinne. Diese Hemmstoffe greifen nicht in den Aktivierungsstoffwechsel der Plättchen ein, sondern verhindern die Bindung von Fibrinogen an seine Rezeptoren auf der Oberfläche aktivierter Thrombozyten. Diese Rezeptoren gehören zu den β_3-Integrinen [6] und sind identisch mit dem Glykoprotein-II b/III a-Komplex (Abb. 2). Die fibrinogenvermittelte Plättchen-Plättchen-Interaktion repräsentiert die Endstrecke der

Plättchenreaktion auf dem Weg zur Bildung eines Plättchenthrombus. Das symmetrische Fibrinogenmolekül überbrückt den Spalt zwischen den Glykoprotein-II b/III a-Komplexen zweier benachbarter Thrombozyten (Abb. 2). Jedes Plättchen kann bis zu etwa 50000 aktive Fibrinogenbindungsstellen exprimieren, so daß durch die vielfache fibrinogenvermittelte Überbrückung eine stabile Plättchen-Plättchen-Interaktion zustande kommt. Solange nicht sekundäre Veränderungen eintreten, ist die Plättchenaggregation reversibel. Kommt es z. B. unter dem Einfluß von Prostazyklin zu einer Desaktivierung der beteiligten Thrombozyten, so verliert der Glykoprotein-II b/III a-Komplex seine Fähigkeit, Fibrinogen zu binden, so daß sich Fibrinogen wieder ab- und das Aggregat auflöst. Fibrinogen erkennt seine Rezeptoren insbesondere über 2 Peptidmotive am COOH-Terminus der y-Ketten und im NH_2-terminalen Bereich der A-α-Ketten (Abb. 2).

Peptide oder peptidähnliche chemische Substanzen, die das RGD-Motiv auf der A-α-Kette imitieren (Abb. 2), sind potente Hemmer der Fibrinogen-Rezeptor-Interaktion. Eine Reihe von Substanzen dieses Typs, sog. Peptidomimetika [7], sind bereits in der klinischen Erprobung und haben sich als sehr potente Hemmer der Thrombozytenaggregation erwiesen. Bei ihnen steht nicht mehr wie noch bei ASS die Frage der Wirksamkeit im Vordergrund, sondern das Risiko einer erhöhten Blutungsneigung. Dies ist verständlich, wenn man bedenkt, daß diese Substanzen den Schlüsselschritt der Aggregation blockieren, ganz unabhängig davon, durch welchen Agonisten die Thrombozyten aktiviert wurden. Dieses Hemmprinzip kommt in der Natur in Blutegeln und Schlangengiften vor, in denen zahlreiche Hemmstoffe, sog. Desintegrine, entdeckt wurden, die einem vergleichbaren Wirkungsmechanismus folgen. Von den β_3-Integrin-Hemmstoffen ist die klinische Entwicklung am weitesten vorangeschritten in der Anwendung eines Mensch/Maus-chimären, monoklonalen Antikörpers 7 E 3 Fab (CentoRx). Vielversprechende Behandlungsergebnisse wurden in ersten Studien bei Patienten mit therapierefraktärer instabiler Angina pectoris, bei PTCA [8], und t-PA-Lyse nach Myokardinfarkt erreicht. Aktuelle Anstrengungen zielen auf die Entwicklung von β_3-Integrinhemmstoffen mit oraler Wirksamkeit.

Literatur

1. Clarke RJ, Mayo G, Price P, FitzGerald GA (1991) Suppression of thromboxane A_2 but not of systemic prostacyclin by controlled-release aspirin. N Engl J Med 325:1137–1141
2. Patscheke H (1990) Current concepts for a drug-induced inhibition of formation and action of thromboxane A_2. Blut/Ann Hematol 60:261–268
3. Antiplatelet Trialists' Collaboration (1994) Collaborative overview of randomized trials of antiplatelet therapy, vol I. Prevention of death, myocardial infarction, and stroke by prolonged antiplatelet therapy in various categories of patients. Br Med J 308:81–106
4. Hass WK, Easton JD, Adams HP, Pryse-Phillips W, Molony BA, Anderson S, Kamm B (1989) A randomized trial comparing ticlopidine hydrochloride with aspirin for the prevention of stroke in high-risk patients. N Engl J Med 321:501–507

5. Vu T-KH, Hung DT, Wheaton VI, Coughlin SR (1991) Molecular cloning of a functional thrombin receptor reveals a novel proteolytic mechanism of receptor activation. Cell 64:1057–1068
6. Ruoslahti E (1991) Integrins. J Clin Invest 87:1–5
7. Kouns WC, Kirchhofer D, Hadvary P et al (1992) Reversible conformational changes induced in glycoprotein II b-III a by a potent and selective peptidomimetic inhibitor. Blood 80:2539–2547
8. Ellis SG, Tcheng JE, Navetta FI et al (1993) Safety and antiplatelet effect of murine monoclonal antibody 7E3 Fab directed against platelet glycoprotein II b/III a in patients undergoing elective coronary angioplasty. Coronary Artery Dis 4:167–176

Heparine und Hirudin in der Kardiologie – Neue Aspekte

C. M. KIRCHMAIER

Einleitung

Thrombolytische Therapie und Dilatation von verschlossenen Koronararterien haben erfolgreiche Perspektiven in der Behandlung des Myokardinfarkt aufgezeigt. Der Erfolg hängt wesentlich davon ab, die wiedereröffneten Gefäße durchgängig zu halten. Die frühe Reokklusion der wiedereröffneten Gefäße stellt hierbei ein bisher weitgehend ungelöstes Problem dar. Nach neueren Studien wird die Rethrombose durch mehrere Faktoren begünstigt: Plasmininduzierte Aktivierung des Gerinnungssystems, thrombogene Wirkung des Restthrombus, hohe Scherkräfte, die zur Thrombozytenaktivierung führen und nach thrombolytischer Therapie eine verminderte fibrinolytische Aktivität. Eine Schlüsselrolle spielt die vermehrte Bildung von Thrombin. Neuere Daten zeigen, daß die Hemmung dieses zentralen Gerinnungsenzyms durch Antikoagulation zu einer Erhöhung der Rekanalisationsrate und einer Verringerung der Rethrombose beitragen kann. Die Wirkung von unfraktioniertem Heparin wurde in ersten klinischen Studien als adjuvante Therapie bei Fibrinolyse und PTCA geprüft. Von besonderem Interesse für diese Indikation ist derzeit die Entwicklung von fraktionierten Heparinen und von Hirudin.

Konventionelles Heparin

Heparin, seit mehr als 40 Jahren als Antikoagulans angewendet, wurde 1916 von McLean im Laboratorium von Howell in Toronto entdeckt. Heparin besteht aus anionischen Kohlehydratketten, die als Teile eines Proteoglykans gebildet werden. Sulfaminoglukosamin und L-Ideronsäure mit unterschiedlichem Sulfatierungsgrad bilden die Grundeinheiten. Diese Saccharideinheiten besitzen ein Molekulargewicht um 300 Dalton. Unfraktioniertes Heparin (UFH) ist ein Gemisch von Proteoglykanen mit unterschiedlichen Kettenlängen von Molekulargewichten zwischen 3000 und 30000 Dalton. Das mittlere Molekulargewicht des konventionellen Heparins liegt zwischen 8000 und 12000 Dalton. Heparin wirkt antithrombotisch über seine Fähigkeit an Antithrombin III zu binden und dessen Wirkung zu steigern. Von Choay et al. wurde ein Pentasaccharid synthetisiert, das als kleinste Heparinkette mit hoher Affinität an Antithrombin III bindet. Am Antithrombin III-Molekül selbst werden derzeit Bindungsstellen diskutiert, die für die Interaktion von Heparin, Antithrombin III und Gefäßendothel von Bedeutung sein können. Ein Drittel der Heparinketten in konventionellem Heparin binden an Antithrombin III. Über die Bindung an Heparin-Cofaktor II wirken jedoch auch Anteile des Heparins, die nicht an Antithrombin III gebunden sind, thrombinhemmend. Die Hemmung von Thrombin und von Faktor Xa wird durch die Bindung von Heparin an Antithrombin III beschleunigt. Beide Aktivitäten sind etwa in dem gleichen Ausmaß in unfraktioniertem Standardheparin enthalten. Heparinfragmente mit längeren Ketten (über 18 Monosaccharide) wirken auf die Thrombinhemmung, kurze Fragmente aus 6–16 Monosacchariden mit einem Molekulargewicht zwischen 2000 und 4500 Dalton mit großer Affinität an Antithrombin III, hemmen Faktor Xa und Faktor XIIa sehr ausgeprägt, wirken aber nur gering thrombinhemmend.

Für die Therapie von venösen und arteriellen Thrombosen im Akutstadium ist unfraktioniertes Heparin das Mittel der Wahl. Die Dosierung beträgt etwa 35000 Einheiten/24 h kontinuierlich intravenös oder subkutan in 3 Dosierungen verteilt täglich. Als Dosierungsrichtlinie gilt die Verlängerung der aktivierten partiellen Thromboplastinzeit (aPTT) auf das 2fache der Norm.

Fraktionierte Heparine

Bei der Entwicklung von fraktionierten Heparinen ging man von der Überlegung aus, daß die Faktor Xa-Hemmung möglicherweise eher mit der thrombosehemmenden Wirkung des Heparins korreliert sei als die Thrombinhemmung und hoffte, daß die geringere thrombinhemmende Wirkung die Heparin-induzierte Blutungsneigung verringern würde. Man entwickelte daher Heparine mit niedrigerer Kettenlänge, die kaum Thrombin, aber relativ stark Faktor Xa hemmen.

Niedermolekulare Heparine werden durch Fraktionierung mittels Gelfiltration oder Ethanolfällung oder durch Fraktionierung von Standardheparin mit verschiedenen Methoden, so z. B. mit salpetriger Säure, durch peroxidative Depolymerisierung, durch enzymatische Depolymerisierung (Heparinase) oder durch Isoamylnitritdepolymerisierung gewonnen. Die meisten derzeit im Handel befindlichen niedermolekularen Heparine werden durch Depolymerisierung von Standardheparin hergestellt. Die meisten niedermolekularen Heparine haben ein mittleres Molekulargewicht von 4000 Dalton, neue klinisch geprüfte „Ultraniedermolekulare Heparine" haben ein Molekulargewicht zwischen 2000 und 3000 Dalton. Diese kurzen Kettenlängen sind in erster Linie verantwortlich für die deutlich gesteigerte Bioverfügbarkeit von niedermolekularen Heparinen.

Thrombosehemmende Wirkung niedermolekularer Heparine

Aufgrund ihrer kurzen Kettenlänge besitzen niedermolekulare Heparine eine stärkere Hemmwirkung des Faktors Xa als das Thrombin. Das Verhältnis zwischen Thrombin und Faktor Xa-hemmender Wirkung liegt zwischen 1:2,5 und 1:4. Die thrombinhemmende Wirkung klingt nach einer i.v.-Injektion sehr viel schneller ab als die Faktor Xa-hemmende Wirkung. Zahlreiche Untersucher konnten zeigen, daß die thrombosehemmende Wirkung von Glykosaminoglykanen nicht direkt mit der Thrombinhemmung oder der Hemmung des Faktor Xa korreliert ist. In Thrombosemodellen am Tier sind sowohl Präparate wirksam, die ausschließlich Faktor Xa hemmen, ebenso wie Medikamente, die überwiegend Thrombin hemmen oder auch Glykosaminoglykane, die weder die eine noch die andere Hemmwirkung aufweisen und über den Heparin-Cofaktor II wirken.

Von Hemker et al. wurden Methoden entwickelt, die die Geschwindigkeit der Hemmung der Thrombinaktivierung erfassen. Nach diesen Untersuchungen hemmen niedermolekulare Heparine und auch das isolierte Pentasaccharid die Thrombinwirkung, insbesondere im plättchenreichen Plasma. Es besteht die Hoffnung, daß neue Methoden entwickelt werden, die besser als die bisherigen Tests die Wirkung von Heparin und niedermolekularem Heparin auf Blutung und Thrombose zeigen.

Unsere Frankfurter Arbeitsgruppe geht seit einigen Jahren von der Hypothese aus, daß die thrombosehemmende Wirkung von Glykosaminoglykanen zum Teil von der Hemmung der Thrombinbildung an der Plättchenoberfläche und an den Endothelzellen abhängig ist. Dies würde auch die hierbei induzierte Hemmung der Plättchenhaftung an Endotheldefekten erklären.

Standardisierung niedermolekularer Heparine

Alle niedermolekularen Heparine besitzen Unterschiede in ihrer molekularen Struktur, die es notwendig machen, jedes einzelne niedermolekulare Heparin als eigenständiges Medikament zu charakterisieren und klinisch zu prüfen. Hierzu gab es in den letzten Jahren lebhafte internationale Diskussionen. Mit dem Ziel, einheitliche Meßmethoden für die Faktor Xa-hemmende Wirkung von Heparinen zu entwickeln, wurden von Barrowcliffe Ringversuche organisiert. Um die Messung der Faktor Xa-hemmenden Aktivitäten zu erleichtern, wurde ein niedermolekularer Heparin-Standard als WHO-Standard eingeführt. Mit diesem Standard kann die Faktor Xa-hemmende Wirkung von niedermolekularen Heparinen verglichen werden. Es ist allerdings nicht möglich, aus diesen Messungen auf die thrombosehemmende Wirkung zu schließen.

Niedermolekulare Heparine in der Kardiologie

Eine Langzeitantikoagulation mit oralen Antikoagulantien bei chronischem Vorhofflimmern wird bei älteren Patienten mit embolischem Hirninfarkt häufig als zu risikoreich angesehen. J. Harenberg führte daher als Alternative eine klinische Vergleichsstudie bei 75 Patienten mit einem Alter über 55 Jahren und chronischem Vorhofflimmern durch. Die Patienten in der Behandlungsgruppe erhielten hierbei täglich eine subkutane Injektion von 36 mg Fraxiparin über 6 Monate. Für die Anwendung von niedermolekularen Heparinen als adjuvante Therapie bei Thrombolyse und PTCA werden derzeit klinische Studien durchgeführt. Für eine generelle Empfehlung ist die Datenlage derzeit noch nicht ausreichend. Sollte niedermolekulares Heparin in Ausnahmefällen i.v. angewendet werden, ist eine Dosierung von 14 Anti-Xa-Einheiten/kg KG/h möglich. Die Kontrolle erfolgt über die Messung des Anti-Xa-Spiegels, dieser sollte nicht über 1 Anti-Xa-Einheit/ml liegen.

Nebenwirkungen von Heparinen

Sowohl bei Standardheparin als auch bei niedermolekularen Heparinen werden bei „normaler" und erhöhter Dosierung verstärkt Blutungen gefunden. Von klinischer Bedeutung ist die Heparin-induzierte Thrombozytopenie, die nach Applikation von unfraktioniertem Heparin in 1 – 5 % der Fälle beobachtet wird. Eine sehr seltene, aber besonders gefährliche Komplikation ist hierbei eine Thrombozytopenie in Verbindung mit multiplen sowohl arteriellen wie auch venösen Thrombosierungen (White-Clot-Syndrom), die nach 6 – 10 Tagen einer Heparintherapie beobachtet werden (Häufigkeit um 1‰). Diese Heparin-induzierten Thrombopenien werden nach Applikation von niedermolekularem Heparin seltener beobachtet. Bei Langzeitbehandlung mit unfraktioniertem Heparin von mehr als 6 Monaten wurden schwere Osteoporosen beobachtet. Nach tierexperimentellen Daten treten diese Osteoporosen bei niedermolekularen Heparinen kaum auf. Beim Menschen ist jedoch diese Frage noch nicht vollständig geklärt.

Bei Gabe von Heparinen kommt es durch Aktivierung der Lipoproteinlipase zu einem Anstieg der freien Fettsäuren im Plasma. Reversible Transaminasenanstiege wurden sowohl bei Verabreichung von Standardheparin als auch bei niedermolekularen Heparinen beobachtet. Insgesamt sind schwerwiegende Nebenwirkungen bei der Heparintherapie sehr selten.

Hirudin

Der Einfluß des Blutegels (Hirudo medicinalis) ist seit dem Altertum bekannt. Nach Abnahme eines Blutegels blutet die entsprechende Stelle an der Haut über längere Zeit nach. 1884 entdeckte John B. Haycraft im pharmakologischen Labor von Schmiedeberg in Straßbourg eine Substanz in den Köpfen von Blutegeln (Hirudo medicinalis), die gerinnungshemmend wirkte. Im Jahre 1904/05 wurde für den gerinnungshemmenden Extrakt der Name Hirudin vorgeschlagen. Markwardt und Mitarbeiter isolierten in den späteren 50iger Jahren Hirudin aus Blutegeln und wiesen die spezifische Thrombinhemmung nach. Sie konnten zeigen, daß Hirudin eine Polypeptidstruktur von 65 Aminosäuren und ein Molekulargewicht von etwa 7000 Dalton besitzt. Dieser Arbeitsgruppe gelang in den Jahren von 1967 – 1985 noch die Erklärung des Wirkungsmechanismus von Hirudin sowie die Entschlüsselung der Aminosäuresequenz. Seit den 60er Jahren wurde Hirudin für diagnostische und experimentelle Zwecke eingesetzt. Wegen der Schwierigkeit, größere Mengen natürlichen

Hirudins zu erhalten, kam eine klinische Anwendung erst in Betracht, nachdem größere Mengen gentechnologisch hergestellt werden konnten. Um für experimentelle und diagnostische Zwecke ausreichende Mengen Hirudins zu erhalten, waren Extrakte von jeweils über 50000 Blutegeln nötig.

Herstellung von Hirudin

Natürliches Hirudin wurde aus den homogenisierten Köpfen des Hirudo medicinalis gewonnen und entweder nach Präzipitation mit Ionenaustauschchromatographie und anschließender Gelfiltration oder durch Affinitätschromatographie an matrixgebundenes Thrombin gewonnen. Die Homogenisate von Blutegelköpfen enthalten eine ganze Reihe anderer Hemmer des Gerinnungssystems, von denen jedoch keiner so spezifisch ist wie Hirudin. Hirudin selbst gerät bei einem Blutegelbiß nicht in den Blutkreislauf seines Wirts. Für die verlängerte Blutungszeit nach Blutegelbissen ist u. a. die Hemmung der Thrombozytenfunktion durch den Fibrinogenrezeptorantagonisten Decorsin verantwortlich. Gentechnologisch wird Hirudin aus Kulturen von E. coli oder Hefen hergestellt. Diese Kulturen werden mit verschiedenen chromatographischen Methoden gereinigt. Das gentechnologisch hergestellte Hirudin ist ein D-Sulfatohirudin, bei dem der Sulfatrest am Tyrosin 63 fehlt. Dieses rekombinante Hirudin zeigt dieselben thrombinhemmenden Eigenschaften wie das natürliche Hirudin. Dies führte zur Entwicklung von antithrombotischen Medikamenten. Ausgehend von der thrombinbindenden Sequenz des Hirudins wurden Peptide mit 17 – 18 Aminosäuren synthetisiert, die als Hirolog 1 – 5 bezeichnet werden. Eines dieser synthetisch hergestellten Hirologe ist etwas schwächer wirksam als Hirudin und befindet sich derzeit in der klinischen Prüfung.

Wirkung von Hirudin auf das Gerinnungssystem

Hirudin bildet mit Thrombin äquimolare Komplexe und blockiert hierbei das aktive Zentrum dieses Enzyms. 15 Einheiten von Thrombin werden von 1 µg Hirudin gehemmt. Nach einer Einzelinjektion von Hirudin beträgt die Halblebenszeit etwa 1 h, nach wiederholten subkutanen Injektionen von 0,1 mg/kg Hirudin alle 8 h konnten wir Blutspiegel zwischen 0,05 und 2 µg/ml bestimmen.

Hirudin wirkt auch auf die Thrombozytenfunktion und hemmt die Plättchenadhäsion an Glas und subendothelialer Matrix. Vermutlich ist die Hemmwirkung der Thrombozytenfunktion durch Hemmung der Thrombinbildung auf der Plättchenoberfläche bedingt. Nach uns bisher vorliegenden Ergebnissen werden die thrombinunabhängigen Mechanismen der Thrombozytenadhäsion nicht beeinflußt. Allerdings erhält man nach Anwendung von Hirudin als Antikoagulans im Vergleich zu Citrat-Blut unterschiedliche Ergebnisse bei der Messung der Thrombozytenfunktion, da die Messungen in Anwesenheit der physiologischen Konzentration von Calcium-Ionen erfolgen. In einer Reihe von Thrombosemodellen am Tier war Hirudin hoch wirksam. Aufgrund der kurzen Halblebenszeit des Hirudin war allerdings die thrombosehemmende Wirkung wesentlich kürzer als die der Heparine.

Für die Bestimmung der Hirudinwirkung stehen mehrere Methoden zur Verfügung: Für die klinische Routine eignet sich am besten die Steuerung des Hirudin mit der aPTT. Hier wurden bei den gängigen Studiendosierungen Verlängerungen der aPTT auf das 2- bis 3fache der Norm gemessen. Bei Verwendung eines menschlichen α-Thrombins kann auch die Hirudinwirkung mit Hilfe der Thrombinzeit überprüft werden. Ebenfalls möglich ist die Bestimmung der Hirudinwirkung mit einem chromogenen Substrattest. Die sehr empfindlichen immunologischen Verfahren bleiben wissenschaftlichen Fragestellungen vorenthalten.

Anwendung von Hirudin in der Kardiologie

Mögliche Anwendungen sind die adjuvante Therapie zur Verhütung von Reverschlüssen nach perkutaner transluminaler koronarer Angioplasie (PTCA) und nach Fibrinolyse der Koronargefäße. So führten van den Bos et al. eine Studie mit rekombinantem Hirudin (CGP 39393) im Vergleich zu unfraktioniertem Heparin bei Patienten nach Koronarangioplasie durch. Hierbei erhielten die Patienten vor PTCA entweder 20 mg CGP 39393 als Bolus, gefolgt bei einer kontinuierlichen Infusion von 0,16 mg/kg KG/h oder 10000 Einheiten unfraktioniertem Heparin als Bolus, gefolgt von einer kontinuierlichen Infusion von 12 Einheiten/kg KG/h über 24 h. In dieser Studie zeigte sich, daß Hirudin ebenso sicher bei dieser Indikation angewendet werden kann wie unfraktioniertes Heparin. Um Vorteile bzgl. der Restenosierung zu zeigen, sind weitere Studien mit höheren Patientenzahlen notwendig. Auch Neuhaus et al. konnten in einer Dosis-Findungsstudie mit r-Hirudin (HWB 023) der HIT-Studie (Hirudin for the Improvement of Thrombolysis) mit r-Hirudin als Begleittherapie einer Thrombolyse (frontloaded r-tPA: 100 mg/90 min) bei Patienten mit akutem Myokardinfarkt zeigen, daß die verwendeten 3 Dosisgruppen:

- Bolus 0,1 mg/kg, 0,07 mg/kg/h
- Bolus 0,2 mg/kg, 0,1 mg/kg/h
- Bolus 0,15 mg/kg, 0,15 mg/kg/h

sicher angewendet werden können. Für den generellen Einsatz bei diesen Indikationen sind große Studien notwendig, von denen einige derzeit durchgeführt werden.

Risiken und Nebenwirkungen von Hirudin

Hirudin scheint eine sehr geringe immunogene Wirkung zu haben. Eine zuverlässige Vorhersage für ein Blutungsrisiko beim Menschen bei Anwendung von Hirudin ist nicht möglich. Doch es wird erwartet, daß das Blutungsrisiko relativ gering ist und daß bei hohen Dosen ähnlich wie bei Heparin mit Blutungen gerechnet werden muß. Allerdings ist der therapeutische Bereich mit Hirudin bei den verschiedenen Indikationen noch nicht ermittelt worden. Da Hirudin eine sehr kurze Halbwertszeit besitzt, wird das Problem des fehlenden Antidots relativiert.

Tabelle 1. Unterschiede im Wirkungsmechanismus von Hirudin und Heparin

Hirudin	*Heparine*
Direkte Thrombinhemmung	Indirekte Thrombinhemmung
?	Profibrinolytische Wirkung
Keine Neutralisierung möglich	Spezifische Neutralisierung möglich
Hemmt Thrombin-induzierte Thrombozytenfunktion	Geringe Wirkung auf die Thrombozytenfunktion
Keine Thrombozytopenie	Kann Thrombozytopenie induzieren

Bei akuten Blutungen wird versucht, die Wirkung von Hirudin durch aktivierte Prothrombinkomplexpräparate (z. B. Feiba-Immuno) oder r-Faktor VII aufzuheben. Die Entfernung von Hirudin aus der Zirkulation mittels Hämodialyse oder mittels Hämo- oder Immunoadsorption an immobilisiertes Thrombin oder Hirudinantikörper ist möglich, aber in der Praxis kaum durchführbar.

Zusammenfassung

Eine adjuvante Therapie nach PTCA und Thrombolyse kann wahrscheinlich die Reverschlußrate erheblich senken. Es fehlen allerdings für das unfraktionierte Standardheparin und insbesondere für die niedermolekularen Heparine und Hirudin Daten aus größeren Studien (Tabelle 1).

Eine Aussage darüber, welche dieser Therapien die größeren Vorteile verspricht, müssen weitere klinische Studien erbringen.

Literatur

1. Barrowcliffe TW, Curtis AD, Tomkinson TP, Hubbard AR, Johnson EA, Thomas DP (1985) Standardisation of low molecular weight heparins: a collaborative study. Thromb Haemostas 54:675–679
2. Beguin S, Choay I, Hemker C (1989) The action of a synthetic pentasaccharide on thrombin generation in whole plasma. Thromb Haemostas 61:397–401
3. Breddin KH (1989) Niedermolekulare Heparine. Hämostaseologie 9/5:3–8
4. Choay I (1989) Chemically synthetized heparin-derived oligosaccharides. In: Ofosu FA, Danischfsky I, Hirsh I (eds) Heparin and related Polysaccharides. Academy of Sciences, New York, pp 61–74
5. Eisenberg PR (1993) Mechanism of reocclusion after coronary thrombolysis. Z Kardiol 82/Suppl 2:175–178
6. Harenberg J, Heene DL (1993) Antikoagulation bei Thrombolysetherapie – Bedeutung und Zukunftsperspektiven. Innere Medizin 48:283–288
7. Kirchmaier CM, Bender N (1988) Heparininduzierte Thrombopenie mit arterieller und venöser Thrombose. Innere Med 15:174–177
8. Kirchmaier CM, Lindhoff E, Rübesam D et al (1994) Regression of deep vein thrombosis by iv.-administration of a low molecular weight heparin. Thromb Res 73/5:337–347
9. Markwardt F (1994) The development of Hirudin as an antithrombotic drug. Thromb Res 74 No 1:1–23

10. Neuhaus KL, Niederer W, Wagner J et al (1993) For the ALKK-Study Group, HIT (Hirudin for the Improvement of Thrombolysis): Results of a dose escalation study. Circulation 88 No 4, Part 2, A 1563
11. Van den Bos AA, Deckers IM, Heyndrickx GR et al (1993) Savety and efficacy of recombinant hirudin (CGP 39393) versus heparin in patients with stable angina undergoing coronary angioplasty. Circulation 88/5 I:2058–2066

Orale Antikoagulanzien

B. KEMKES-MATTHES

Zusammenfassung

Die orale Antikoagulanzientherapie gilt heute bei guter Patientenführung und entsprechender Überwachung als relativ sichere und komplikationsarme Therapie. Gravierende Nebenwirkungen sind nicht häufiger als bei anderen Medikamenten auch. Das Indikationsspektrum für die Therapie mit oralen Antikoagulanzien ist innerhalb der letzten Jahre breiter geworden, bedingt u.a. durch verfeinerte Möglichkeiten der Überwachung, aufwendigere gefäßchirurgische Eingriffe, zunehmende Möglichkeiten der interventionellen Radiologie und die Erkenntnis, daß bei Patienten mit KHK neben der Thrombozytenaktivierung auch die Aktivierung des Faktors VII eine entscheidende Rolle spielt.

Die Intensität und Dauer der oralen Antikoagulanzientherapie wird in Zukunft viel individueller als bisher auf den einzelnen Patienten abgestimmt werden, wobei sich die sog. „Low-dose-Therapie" – teilweise in Kombination mit aggregationshemmenden Substanzen – sicherlich einen Platz in dem weiten Indikationsspektrum der oralen Antikoagulanzien erobern wird.

Geschichtlicher Hintergrund

Die Geschichte der oralen Antikoagulanzien beginnt im Jahr 1922, als kanadische Farmer der Provinz Alberta Rinder beobachteten, die unter Blutungskomplikationen litten und häufig innerhalb von 2–3 Monaten an Blutungen verstarben. Nachdem der Zusammenhang zwischen dem Auftreten dieser Erkrankung und dem Verfüttern von vergorenem Süßklee erkannt war, wurde die Erkrankung „sweet clover disease" bzw. Süßkleekrankheit genannt. 1941 wurde Dicumarol als Auslöser der Süßkleekrankheit entdeckt und der Antagonismus zwischen Dicumarol und Vitamin K aufgedeckt. Im folgenden Jahr erfolgte bereits der erste klinische Einsatz dieser Substanz.

Wirkungsweise

Die Vitamin-K-abhängigen Gerinnungsfaktoren II, VII, IX und X sowie die Gerinnungsinhibitoren Protein C und S werden zunächst als inaktive Proteine synthetisiert und erst durch posttranslationale, Vitamin-K-abhängige Carboxylierung bestimmter Glutaminsäurereste am aminoterminalen Kettenende in aktive bzw. aktivierbare Proteine umgewandelt. Bei Mangelzuständen von Vitamin K kann die Carboxylierung nicht erfolgen, es entstehen inaktive Proteine, „PIVKA" (proteins induced by vitamin K absence) genannt.

Orale Antikoagulanzien interferieren mit der zellulären Regeneration von Vitamin K: Aus Vitamin K-Hydrochinon, dem aktiven Cofaktor der Carboxylierungsreaktion, entsteht bei der Carboxylierung Vitamin K-2,3-Epoxyd. Dies wird in mehreren, bisher nur partiell verstandenen, Reaktionsschritten wieder in Vitamin K-Hydrochinon umgewandelt. Ein Schlüsselenzym dieser „Regenerationsreaktion" ist die Kumarin-sensitive Vitamin-K-Epoxydreduktase. Unter dem Einfluß oraler Antikoagulanzien vom Kumarintyp kommt es zur Hemmung dieses Enzyms und damit zu einem Mangel an Vitamin K-Hydrochinon.

Indikationen

Herzerkrankungen

Absolute Indikationen: Mitralstenose mit Vorhofflimmern
Vorhofflimmern und beabsichtigte Kardioversion
Morbus embolicus bei Vorhofflimmern
Vorhofthrombus
Dilatative Kardiomyopathie
Aneurysma nach Myokardinfarkt
Nach Klappenersatzoperationen (bei Bioprothesen lediglich 6 Monate).

Relative Indikationen: Nach Myokardinfarkt sowie nach Angioplastie und intrakoronarer Fibrinolysetherapie.

Arterielle Verschlußkrankheit

Absolute Indikation: Nach rekonstruktiven Operationen im Bereich des arteriellen Gefäßsystems.

Relative Indikationen: Nach Angioplastie sowie lokaler Fibrinolysetherapie peripherer Arterien.

Thromboembolische Erkrankungen

Nach tiefen venösen Thrombosen (6–12 Monate)
Nach Lungenembolie (12–24 Monate)
Rezidivthrombosen bzw. Rezidivlungenembolien (u. U. lebenslang)
Hereditärer AT-III-Mangel mit thromboembolischen Ereignissen (lebenslang)
Hereditärer Protein-C- und Protein-S-Mangel mit thromboembolischen Komplikationen (lebenslang?)
Bei positiven Antiphospholipidantikörpern mit thromboembolischen Komplikationen (bis zum Titerabfall, evtl. lebenslang).

Kontraindikationen

Hämorrhagische Diathesen jeglicher Art
Florides Ulcus ventriculi oder duodeni
Schwere, nicht einstellbare Hypertonie
Frischer Apoplex
Fortgeschrittene Zerebralsklerose
Operative Eingriffe
Gravidität (Ausnahme: 2. Trimenon)
Floride Endokarditis
Mangelnde Kooperation.

Therapieeinleitung und Überwachung

Bei der *Einleitung* einer oralen Antikoagulanzientherapie wird in den ersten 3 – 4 Tagen eine Initialdosis gegeben, die deutlich über der Erhaltungsdosis liegt. Die Initialdosis errechnet sich, indem der anfängliche Quick-Wert durch 10 dividiert wird. Das Ergebnis entspricht der Anzahl der in den ersten 3 – 4 Therapietagen einzunehmenden Tabletten. Um die Komplikationsgefahr (Kumarinnekrose) möglichst niedrig zu halten, sollte die Tageshöchstdosis nicht über 9 mg Phenprocoumon (entspricht 3 Tbl. Marcumar) liegen. Während der Einleitungsphase ist die Fortsetzung der Heparintherapie empfehlenswert.

Die *Überwachung* einer oralen Antikoagulanzientherapie mit Kumarinderivaten erfolgt mit Hilfe des sog. Quick-Werts (Thromboplastinzeit). Während der Einleitungsphase sind häufige Kontrollen nötig; bei stabil eingestellten Patienten reichen Kontrollen in 4wöchigen Abständen aus. In Deutschland sind ca. 20 verschiedene Testthromboplastine zur Messung des Quick-Werts im Handel. Die einzelnen Thromboplastinreagenzien haben eine unterschiedliche Empfindlichkeit bezüglich der Aktivität der Faktoren II, VII und X. Daher sind die mit verschiedenen Thromboplastinreagenzien gemessenen Quick-Werte nicht untereinander vergleichbar und jedes Thromboplastin hat zur Überwachung der oralen Antikoagulanzientherapie seinen eigenen therapeutischen Bereich.

Um einen Vergleich von mit unterschiedlichen Thromboplastinreagenzien gemessenen Quick-Werten zu ermöglichen, wurde 1983 von der WHO die INR (*international normalized ratio*) eingeführt. Als Bezugsgröße für den INR-Wert wird die Prothrombin-Ratio – der Quotient aus Thromboplastinzeit des Patientenplasmas und Thromboplastinzeit des Referenzplasmas – verwendet, bezogen auf das WHO-Standardthromboplastin. Mit abnehmendem Quick-Wert wird der INR-Wert daher größer. Die Höhe des angestrebten INR-Werts ist abhängig von der Grunderkrankung des Patienten bzw. der Stärke der gewünschten Antikoagulation (Tabelle 1).

Die täglich benötigte Dosis oraler Antikoagulanzien, die zum Erreichen des jeweiligen INR-Zielwerts benötigt wird, variiert von Patient zu Patient und

Tabelle 1. INR-Werte

Indikation	INR-Zielwert	INR-Bereich
Primäre venöse Prophylaxe		
Prä- und perioperativ	2,0	1,5 – 2,5
Postoperativ	3,0	2,5 – 3,5
Sekundäre venöse Prophylaxe	3,0	2,5 – 4,0
Nach Klappenersatzoperation	4,0	3,5 – 5,0

liegt z. B. bei Marcumar zwischen 1/2 Tbl. jeden 2. Tag und 4 Tbl. täglich (Ausnahme: Patienten mit Kumarinresistenz, hier werden noch höhere Dosen gebraucht). Sie ist abhängig von Alter, Gewicht, Grunderkrankung und Essensgewohnheiten des einzelnen Patienten sowie wohl auch von genetischen Unterschieden (Epoxidreduktase, Cytochrom P-450).

Therapieüberwachung mittels Prothrombinfragment F 1+2

Durch Bestimmung sog. Aktivierungsmarker oder Enzyminhibitorkomplexe ist es heute möglich, die Aktivierung der Gerinnungskaskade auf nahezu jeder Stufe zu überprüfen. Insbesondere das Prothrombinfragment F 1+2, welches ein Marker für die Umwandlung von Prothrombin in Thrombin ist, scheint ein vielversprechender Marker für das Ausmaß der Gerinnungsaktivierung unter oraler Antikoagulanzientherapie zu sein: Es besteht eine strenge, inverse Korrelation zwischen der Höhe der F-1+2-Spiegel und dem INR-Wert. Für den Routinegebrauch ist diese Bestimmung zwar viel zu aufwendig, scheint für einzelne Patienten aber ein hilfreicher Parameter zur Überprüfung der Effektivität einer oralen Antikoagulanzientherapie zu sein. Interessant ist in diesem Zusammenhang, daß in Tierstudien [1] gezeigt werden konnte, daß insbesondere die Prothrombinverminderung unter oraler Antikoagulation wichtig für die antithrombotische Wirkung oraler Antikoagulanzien ist.

Therapiebeeinflussung

Interaktion mit anderen Medikamenten

Verminderte Antikoagulanzienwirkung (z. B. durch kompetitive Verdrängung des Medikaments aus Plasmaproteinbindungen, besonders Albumin) durch: Griseofulvin, Barbiturate, Gluthetimide, Chloralhydrat, Tranquilizer, Meprobamat, Glucocorticoide.

Verstärkte Antikoagulanzienwirkung durch: Phenylbutazon, Oxyphenbutazon, Allopurinol, Clofibrat, Bezafibrat, Anabolka, Thyroxin, Isoniazid, Antibiotika.

Zweiterkrankungen

Verminderte Antikoagulanzienwirkung: Malabsorption (dabei u. U. aber auch verminderte Vitamin-K-Resorption mit daraus resultierendem Vitamin-K-Mangel, z. B. bei Patienten mit Sprue).

Verstärkte Antikoagulanzienwirkung. Leberschäden, Hyperthyreose.

Diät

Spezielle Diätvorschriften sind bei der oralen Antikoagulanzientherapie nicht notwendig, jedoch sollten die Patienten angewiesen werden, eine Mischkost zu essen, um kurzfristige Vitamin-K-Exzesse zu vermeiden, welche dazu führen können, daß der Quick-Wert weit außerhalb des therapeutischen Bereichs liegt. Insbesondere Kohlarten (Blumenkohl, Rosenkohl, Broccoli) sowie Innereien enthalten relativ hohe Vitamin-K-Mengen.

Nebenwirkungen/Komplikationen

Blutungskomplikationen

Bei einer gut eingestellten oralen Antikoagulanzientherapie sind *schwere Blutungskomplikationen* selten. Die Anzahl tödlicher intrazerebraler Blutungen wird mit 1 pro 100 – 400 Behandlungsjahre angegeben. Studien aus dem Jahr 1993 [2, 3] haben versucht, eine Risikofaktorenanalyse bezüglich Blutungskomplikationen aufzustellen. Es konnte eine klare Abhängigkeit zwischen Zusatzerkrankungen bzw. Intensität der oralen Antikoagulanzientherapie und der Häufigkeit von Blutungskomplikationen aufgezeigt werden.

Es zeigte sich weiterhin eine deutliche Zunahme der Blutungshäufigkeit mit zunehmendem Alter der Patienten sowie ein 10fach erhöhtes Blutungsrisiko während des ersten Therapiemonats im Vergleich zu der Zeit nach dem ersten Therapiejahr.

Schwere Blutungskomplikationen können im Rahmen von *Intoxikationen* auftreten, hier muß neben der Einnahme oraler Antikoagulanzien an Rattengiftintoxikationen gedacht werden. Insbesondere in Amerika sind sog. „Superwarfarine" mit extrem langer Halbwertszeit im Handel, die im Fall einer Intoxikation bewirken, daß der betreffende Patient bis zu 1/2 Jahr mit Vitamin K und PPSB substituiert werden muß.

Im Gegensatz zu lebensbedrohlichen Blutungskomplikationen sind *Bagatellblutungen* häufige Komplikationen der oralen Antikoagulanzientherapie, insbesondere Blutungen aus Niere und ableitenden Harnwegen sowie Epistaxis.

Nicht-blutungsbedingte Nebenwirkungen

Haarausfall: Selten, reversibel. Häufig Besserung nach Umsetzen auf ein anderes Kumarinderivat.

Urtikaria, Dermatitis: Sehr selten, u. U. Absetzen der Therapie notwendig.

Transaminasenanstieg: Selten, meist kein Ausdruck einer bleibenden Leber-schädigung, in der Regel spontane Rückbildung, ohne daß ein Absetzen der oralen Antikoagulation notwendig ist.

Fetale Schäden: Während des 1. Trimenons können Einbettungsstörungen und teratogene Schäden auftreten, während des 3. Trimenons hauptsächlich Blu-tungskomplikationen.

Kumarinnekrose: Zum Auftreten von Kumarinnekrosen kommt es typischerwei-se während der Einleitungsphase einer Kumarintherapie. Während die Faktoren des Prothrombinkomplexes nach der ersten Kumaringabe innerhalb von 48 h ab-fallen, ist der Gerinnungsinhibitor Protein C wegen seiner kürzeren Halbwerts-zeit schon früher vermindert, so daß es zu einem Ungleichgewicht zwischen pro- und antikoagulatorisch aktiven Gerinnungsfaktoren kommt. Hieraus resultiert eine Thromboseneigung, welche zu Thrombosierungen kleiner Hautgefäße füh-ren kann und schließlich eine Nekrose der Haut und des Unterhautfettgewebes verursacht. Patienten mit (hereditärem) Protein-C- und Protein-S-Mangel sind besonders gefährdet, solche Kumarinnekrosen zu erleiden.

„Low-dose-Therapie"

Angesichts gehäufter Blutungskomplikationen bei streng mit oralen Antikoa-gulanzien eingestellten Patienten sind einige Zentren insbesondere in den USA dazu übergegangen, eine sog. „Low-dose-Therapie", auch „Mini-Warfarin-The-rapie" genannt, durchzuführen mit dem Ziel von INR-Werten um 2,0. Es gibt bisher einzelne Studien, die ein solches Vorgehen bei thromboembolischen Er-krankungen, Patienten mit Vorhofflimmern oder Klappenersatzoperationen propagieren, aber diverse Untersuchungen, die ganz klar aufzeigen, daß INR-Werte unter 2,8 bei Risikopatienten mit einer deutlich erhöhten Thrombosein-zidenz einhergehen [4].

Patientengruppen, bei denen eine niedrig dosierte orale Antikoagulanzien-therapie u. U. sinnvoll erscheint, sind Patienten mit koronarer Herzkrankheit (KHK): Seit einigen Jahren ist bekannt, daß der aktivierte Faktor VII ein Risi-kofaktor für das Auftreten einer KHK ist. Dies kann u. U. dadurch erklärt wer-den, daß eine verstärkte Aktivierung des Gerinnungssystems durch Freisetzung von Tissue-Faktoren aus rupturierten arteriosklerotischen Plaques besteht und die resultierende Umwandlung von Prothrombin in Thrombin nicht nur zur Bildung eines Gerinnsels, sondern auch zur Plättchenaggregation führt. Es ist vorstellbar, daß bei dieser Patientengruppe der kombinierte Einsatz niedrig do-sierter oraler Antikoagulanzien mit einem Aggregationshemmer von Vorteil ist; entsprechende Studien hierzu sind mir bisher aber nicht bekannt.

Eine weitere Zielgruppe für eine niedrig dosierte orale Antikoagulanzien-therapie sind möglicherweise Patienten mit Inhibitordefekten (Protein C und S, AT III) ohne thromboembolische Komplikationen. Auch hier fehlen bisher jedoch entsprechende Studien.

Orale Antikoagulanzien und ASS?

Zusätzliche Therapie mit aggregationshemmenden Medikamenten führt unter laufender oraler Antikoagulanzientherapie zu einer deutlichen Erhöhung des Blutungsrisikos. Aggregationshemmende Medikamente gelten bei Patienten unter oraler Antikoagulanzientherapie daher als kontraindiziert. In Einzelfällen, z. B. bei Patienten nach Koronar-Stent-Implantation oder nach rezidivierenden thromboembolischen Ereignissen trotz gut eingestellter oraler Antikoagulanzientherapie, kann eine Kombinationstherapie jedoch sinnvoll erscheinen, wenn eine optimale Therapieführung gewährleistet ist.

Keine regelmäßige Kontrolle der oralen Antikoagulanzientherapie ist erforderlich, wenn eine Low-dose-Warfarin-Therapie (1,25 mg pro Tag) mit einer aggregationshemmenden Therapie gekoppelt wird [5], da es bei einem solchen Therapieregime nicht zu einem Abfall der Vitamin-K-abhängigen Gerinnungsfaktoren unter den Normalbereich kommt. Bei niedrig dosierter oraler Antikoagulanzientherapie (INR, 1,5) in Kombination mit niedrig dosiertem ASS sind Blutungskomplikationen nicht häufiger als unter ASS-Therapie allein.

Inwieweit eine solche Kombinationstherapie z. B. bei Patienten mit KHK sinnvoll ist, muß Ziel zukünftiger Studien sein.

Literatur

1. Zivelin A, Rao LVM, Rapaport SI (1993) Mechanisms of the anticoagulant effect of warfarin as evaluated in rabbits by selective depression of individual procoagulant vitamin K-dependent clotting factors. J Clin Invest 92:2131−2140
2. Landefeld CS, Beyth RJ (1993) Anticoagulant-related bleeding: clinical epidemiology, prediction, and prevention. Am J Med 95:315−328
3. Van der Meer FJ, Rosendaal FR, Vandenbroucke JP, Briet E (1992) Bleeding complications in oral anticoagulant therapy. Arch Intern Med 153:1557−1562
4. Loeliger EA (1992) Therapeutic target values in oral anticoagulation − Justification of Dutch policy and a warning against the so-called moderate-intensity regimens. Ann Hematol 64:60−65
5. Holm J, Berntorp E, Carlsson R, Erhardt L (1993) Low dose warfarin decreases coagulability without affecting prothrombin complex activity. J Intern Med 234:303−308

Teil II.
Akuttherapie des Myokardinfarkts

Differenzierte thrombolytische Therapie des akuten Myokardinfarkts

C. Bode, T. Nordt, J. Ruef, B. Kohler, K. Peter und H. Katus

Zusammenfassung

Aufgrund einer in mehreren großen, plazebokontrollierten Studien nachgewiesenen signifikanten Senkung der Letalität gehört die thrombolytische Therapie heute zur Routinetherapie des akuten Myokardinfarkts. Wegen der begrenzten Ischämietoleranz des Myokards ist ein möglichst rascher Therapiebeginn mit hoher, früher Offenheitsrate der infarktrelevanten Koronararterie anzustreben. Mehrere Studien belegen eine direkte Korrelation zwischen Letalitätsreduktion und Frühzeitigkeit und Vollständigkeit der Reperfusion. Es ergeben sich hieraus mögliche Ansätze zur Therapieoptimierung: 1. Organisatorische Verbesserungen wie Aufklärung der Bevölkerung zur Verkürzung der Alarmierungszeit des Notarztes sowie prähospitale Therapieeinleitung nach Diagnosesicherung, um die Behandlung frühzeitig beginnen zu können. 2. Sorgfältige Patientenauswahl mit dem Ziel, möglichst alle Patienten, die von der Therapie profitieren können, einzuschließen. 3. Optimierter Einsatz von Antikoagulanzien und Thrombozytenaggregationshemmern als adjuvante Therapie sowie wirkungsvollere Thrombolytika, wobei hier neue Anwendungsschemata und neue Substanzen ermutigende Ergebnisse gezeigt haben. Die Möglichkeiten und Grenzen der thrombolytischen Therapie müssen im Einzelfall gegen die therapeutischen Alternativen der konservativen Therapie oder der Akut-PTCA ohne Lysetherapie abgewogen werden.

Einleitung

Etwa 90% aller akuten Myokardinfarkte lassen sich ursächlich auf eine okkludierende Koronarthrombose zurückführen. Das von der entsprechenden Koronararterie versorgte Myokardareal wird, falls es nicht im Ausnahmefall ausreichend über Kollateralen versorgt wird, innerhalb weniger Stunden nekrotisch. Entsprechend der Größe der sich ausbildenden Myokardnarbe bleibt die linksventrikuläre Funktion irreversibel eingeschränkt. Wird die akute Infarktphase mit ihren möglichen Komplikationen überlebt, wird die Prognose der Patienten durch die Einschränkung der linksventrikulären Funktion wesentlich mitbestimmt. Unter der Vorstellung, diesen Ablauf der Ereignisse möglichst frühzeitig zu unterbrechen, werden seit Ende der 70er Jahre Rekanalisationsmaßnahmen durchgeführt. Mehrere placebo-kontrollierte, doppelblinde Megastudien in der zweiten Hälfte der 80er Jahre konnten für unterschiedliche thrombolytische Substanzen nachweisen, daß eine rechtzeitige thrombolytische Therapie die Mortalitätsrate des akuten Infarkts signifikant senkt. Aufgrund dieser Daten wurde die Thrombolyse zur Standardtherapie des akuten Myokardinfarkts. Nach wie vor aber müssen die Möglichkeiten und Grenzen der thrombolytischen Therapie in jedem Einzelfall gegen die therapeutischen Alternativen der konservativen Therapie oder der Akut-PTCA ohne Lysetherapie abgewogen werden.

Im folgenden soll differenziert werden, welche Patienten von einer thrombolytischen Therapie in besonderem Maße profitieren, welche Thrombolytika sich als besonders geeignet erwiesen haben, welche adjuvante Therapie sinnvoll ist und welche Fortschritte in naher Zukunft zu erwarten sind.

Differenzierung nach patientenbezogenen Gesichtspunkten

Zeitfenster (Schmerzbeginn – Therapiebeginn)

Aufgrund der geringen Ischämietoleranz des Myokards ist es von entscheidender Bedeutung, daß die Therapie so rasch wie möglich eingeleitet wird. Sowohl die GISSI-I- als auch die GUSTO-Studie zeigen eine überproportionale Reduktion der Mortalität mit Verkürzung des Intervalls Schmerzbeginn – Therapiebeginn. Die meiste Zeit geht in der Regel durch die zögernde Haltung der Patienten verloren, sich um Hilfe zu bemühen. Die Arbeitsgruppe um Rustige und Senges in Ludwigshafen konnte zeigen, daß durch eine mehrmonatige, aggressive Medienkampagne zur Aufklärung der Bevölkerung eine passagere Reduktion des Intervalls Schmerzbeginn – Krankenhausaufnahme von 4 h auf etwa 2 h möglich ist. Diese erhebliche Verkürzung der Ischämiezeit ist für den Patienten mindestens ebenso wichtig wie die Wahl des Thrombolytikums oder einer alternativen Reperfusionsstrategie. Die Möglichkeiten der prähospitalen Therapieeinleitung werden an anderer Stelle in diesem Band behandelt werden. Auch nach Ankunft des Patienten im Krankenhaus müssen Verzögerungen bis zur Therapieeinleitung nach Möglichkeit vermieden werden. Bei jedem Patienten mit Infarktverdacht sollte unverzüglich ein EKG abgeleitet werden und gegebenenfalls die thrombolytische Therapie begonnen werden.

Der günstige Effekt der thrombolytischen Therapie auf die Überlebensrate von Patienten mit akutem Myokardinfarkt wird der Erhaltung ischämischen Myokards durch rechtzeitige Reperfusion eines primär verschlossenen Koronargefäßes zugeschrieben. Die Überlebenszeit des Myokards hängt jedoch nicht nur von der Verschlußdauer einer Koronararterie, sondern auch von zusätzlichen Faktoren, v. a. der Versorgung des bedrohten Myokardareals durch Kollateralen ab. Schließlich scheint auch die Inzidenz schwerer Rhythmusstörungen sowie die linksventrikuläre Dilatation nach Myokardinfarkt durch ein offenes Gefäß günstig beeinflußt zu werden. Zwei große, prospektive Studien kamen zu unterschiedlichen Ergebnissen: in der GISSI-I-Studie [16] war für einen Behandlungsbeginn 6–9 h nach Schmerzbeginn kein signifikanter Nutzen mehr nachweisbar und der Trend kehrte sich für das Intervall 9–12 h sogar in eine höhere Mortalität der mit Streptokinase behandelten Gruppe um. Im Gegensatz hierzu wurde in der ISIS-II-Studie [22] eine signifikante Reduktion der Mortalität bei Therapiebeginn zwischen 6 und 12 h und sogar noch 12–24 h nach Schmerzbeginn beobachtet. In der LATE-Studie [25] wurde der Einfluß einer thrombolytischen Therapie 6–12 und 12–24 h nach Schmerzbeginn gezielt untersucht. Während die Mortalität 35 Tage nach dem Infarkt in der ersten Gruppe durch die Therapie signifikant gesenkt worden war (rt-PA vs. Placebo 8,9 vs. 12,0%, $p = 0,02$) konnte jenseits der 12-h-Grenze kein signifikanter therapeutischer Nutzen festgestellt werden (8,7 vs. 9,2%, $p =$ ns). Unbeschadet der Tatsache, daß eine rasche Therapieeinleitung von entscheidender Bedeutung ist, sollte aufgrund der zur Verfügung stehenden Daten eine thrombolytische Therapie grundsätzlich bis 12 h nach Symptombeginn erwogen werden. Insbesondere Patienten mit Zeichen eines nicht vollständig abgelaufenen Infarkts (z. B. persistierende Angina pectoris, fehlende Q-Zacken im EKG oder fortbestehende Hebungen der ST-Strecke) oder Patienten mit erhöhtem Risiko sollten bis zu 12 h nach Schmerzbeginn behandelt werden – im begründeten Einzelfall auch darüber hinaus.

Lebensalter des Patienten

Bei älteren Patienten wird die Indikation zur thrombolytischen Therapie wegen der Gefahr von Blutungen, insbesondere zerebralen Blutungen, eher zurückhaltend gestellt. Tatsächlich findet sich in der GISSI-II-Studie [15] ein erhöhtes Schlaganfallrisiko nach thrombolytischer Therapie, wobei das Risiko nochmals höher ist, wenn rt-PA als Thrombolytikum gewählt wird (Patienten < 70 Jahre vs. Patienten > 70 Jahre; Streptokinase: 0,7 vs. 1,6%; rt-PA: 0,9 vs. 2,6%). Auch steigt die Inzidenz transfusionsbedürftiger Blutungen an. Bei der Risiko-Nutzen-Abwägung muß jedoch ein Schlaganfallrisiko von 1% bei nicht thrombolytisch behandelten Patienten mit akutem Infarkt berücksichtigt werden. Schwerer noch wiegt allerdings das bei älteren Patienten um das 2,4fach erhöhte Mortalitätsrisiko beim akuten Myokardinfarkt. So zeigt die Auswertung der Daten von 5 großen Studien, daß die Mortalität der älteren Patienten zwar deutlich erhöht ist, daß aber in dieser Altersgruppe die größte Reduktion der Mortalität durch thrombolytische Therapie erzielt werden kann. Die gepoolten Mortalitätsraten dieser Studien, die mit unterschiedlichen Plasminogenaktivatoren durchgeführt wurden, betrugen 17,9% für thrombolytisch behandelte vs. 22,1% für konservativ behandelte Patienten ($p < 0,0001$) [14]. Die Begrenzung der Therapie auf „ideale Lysekandidaten" erscheint daher nicht gerechtfertigt. Das erhöhte Mortalitätsrisiko älterer Patienten führt sogar zu einer Erhöhung der Zahl geretteter Leben auf 4,1 pro 100 behandelte Patienten gegenüber 2,1 pro 100 behandelte jüngere Patienten. Das Lebensalter per se stellt daher heute keine Kontraindikation gegen eine thrombolytische Therapie bei Patienten mit akutem Myokardinfarkt dar.

EKG-Kriterien

In der GISSI-I- [16], ISIS-II- [22] und ASSET-Studie [33] wurde jeweils eine Subgruppe von mehreren hundert Patienten mit ST-Streckensenkung bei Infarktverdacht thrombolytisch behandelt. In keiner der Studien konnte eine signifikante Reduktion der Mortalität in dieser Patientengruppe erzielt werden. Dies stimmt mit den Erfahrungen überein, daß auch Patienten mit instabiler Angina pectoris von einer thrombolytischen Therapie nicht profitieren. Vielleicht werden spezifische Enzymschnelltests, wie sie z. B. für Troponin T von der Arbeitsgruppe Katus entwickelt worden sind [20], in Zukunft eine Identifizierung von gefährdeten Patienten mit ST-Streckensenkung erlauben. In dieser Untergruppe könnte eine thrombolytische Therapie zu einer Verbesserung der Prognose führen. Bis diese Hypothese belegt ist, sollten Patienten mit ST-Streckensenkungen einer Thrombolysetherapie nicht routinemäßig zugeführt werden, da den Risiken der Therapie derzeit kein gesicherter Nutzen gegenübersteht.

Anders verhält es sich bei Patienten, die im EKG einen Linksschenkelblock bei typischer Infarktsymptomatik aufweisen. In der ISIS-II-Studie hatten die thrombolytisch (und mit Acetylsalicylsäure) behandelten Patienten mit Linksschenkelblock eine bessere Prognose als die konservativ behandelten Patienten (Mortalität: 14,1 vs. 27,7%); daher stellt diese Konstellation grundsätzlich eine Indikation zur thrombolytischen Therapie dar.

Andere Ausschlußkriterien und Risikofaktoren

In der Literatur beschriebene Risikofaktoren für ein erhöhtes intrakranielles Blutungsrisiko oder andere schwere Blutungen sind Alter, geringes Körpergewicht, weibliches Geschlecht, vorangegangene zerebrovaskuläre Erkrankungen, sowie eine arterielle Hypertonie. Diese Faktoren haben jedoch alle nur einen geringen prädiktiven Wert, so daß sie allenfalls als relative Kontraindikationen in die individuelle Risikoabschätzung eingehen können. Bei diesen Patienten sollte auch der Spontanverlauf des Infarkts nach seiner vermuteten Größe und Lokalisation Berücksichtigung finden. So erscheint bei einem Patienten mit großem Vorderwandinfarkt, der nach 2 h in die Klinik kommt, auch bei Vorliegen relativer Kontraindikationen ein aggressiveres Vorgehen gerechtfertigt als bei einem Patienten mit kleinem Hinterwandinfarkt, der 10 h nach Schmerzbeginn aufgenommen wird, mittlerweile beschwerdefrei ist und per se eine gute Prognose hat.

Da die Prognose von Infarktpatienten im kardiogenen Schock extrem ungünstig ist, kann in dieser Situation ein höheres Risiko der Rekanalisationstherapie in Kauf genommen werden. Bei offenem Infarktgefäß ist die Überlebensrate wesentlich besser als bei verschlossenem. Kennedy et al. fanden nach intrakoronarer Streptokinasegabe eine Offenheitsrate von 43%. Die Mortalität der Patienten mit offenem Infarktgefäß war zwar hoch (42%), betrug aber nur die Hälfte der Sterberate von Patienten mit verschlossenem Infarktgefäß (84%) [24]. Wegen der nach Reanimation zu erwartenden Blutungskomplikationen sowie wegen der wahrscheinlich höheren Offenheitsrate des Infarktgefäßes würden die Autoren allerdings in diesen sehr kritischen Fällen von Patienten im kardiogenen Schock der Akut-PTCA, falls diese rasch durchführbar ist, den Vorzug geben.

Nach unserer Auffassung müssen Patienten mit manifester oder drohender innerer Blutung, z. B. einem dissezierenden Aortenaneurysma, aktiven Magen-Darm-Ulcera, akuter Pankreatitis oder unmittelbar nach chirurgischen Eingriffen weiterhin von der thrombolytischen Therapie ausgeschlossen werden. Bei diesen Patienten sollte die Indikation zur mechanischen Rekanalisation des Infarktgefäßes überprüft werden.

Differenzierung nach Thrombolytikum und Anwendungsweise

Streptokinase vs. rt-PA (GUSTO-Studie)

Die Arbeitsgruppe Neuhaus konnte in mehreren Studien nachweisen, daß die rasche, sog. „Front-loaded-Infusion" von rt-PA (100 mg über 90 min) zu höheren Offenheitsraten (80–90%) führt, als dies durch konventionelle Anwendung (100 mg über 180 min) erzielt werden kann [26, 27]. Diese Art der Verabreichung – durch gewichtsadaptierte Dosierung ergänzt (15 mg Bolus + 0,75 mg/kg über 30 min + 0,5 mg/kg über 60 min; maximal 100 mg) – wurde in der GUSTO-Studie eingesetzt [18, 19]. Hier zeigte sich „gewichtsadaptiertes, „front loaded" rt-PA" mit adäquater i.v.-Heparintherapie (5000 IE Bolus + 1000 IE/h i.v.) der Streptokinase (1,5 Mio/60 min) mit i.v.- oder subkutanem Heparin sowie einer Kombinationstherapie aus Streptokinase und rt-PA (1,5 Mio/60 min + 1 mg/kg rt-PA über 60 min; maximal 90 mg) mit gleicher Heparinisierung in bezug auf Offenheit des Infarktgefäßes und in bezug auf Reduktion der Mortalität signifikant überlegen. Besonders groß war der Gewinn durch rt-PA-Therapie gegenüber Streptokinase für Patienten, die früh (innerhalb von 4 h nach Schmerzbeginn) behandelt werden konnten, für Patienten mit Vorderwandinfarkt und für Patienten jüngeren Alters (< 75 Jahre). Wenn auch in allen anderen Subgruppen – mit Ausnahme der sehr spät behandelten Patienten (> 6 h nach Schmerzbeginn) – Patienten mit rt-PA-Therapie im Trend bessere Therapieergebnisse erzielten als mit Streptokinase, so spricht die statistisch signifikante Mortalitätsreduktion wenigstens in den 3 genannten Subgruppen für eine Therapie mit rt-PA. Ein gegenüber der Streptokinase erhöhtes Risiko des hämorrhagischen Schlaganfalls (rt-PA vs. SK: 0,72 vs. 0,49%; p = 0,03) vermindert zwar den „klinischen Nettonutzen" des rt-PA; trotzdem wurde der kombinierte Endpunkt „Tod oder ständig behindernder Schlaganfall" in der rt-PA-Gruppe signifikant seltener erreicht (rt-PA vs. SK: 6,9 vs. 7,8%; p = 0,006) als in den mit Streptokinase behandelten Gruppen. Bis auf weiteres ist daher die akzelerierte, gewichtsadaptierte Infusion von rt-PA mit adäquater Heparinisierung als der „Goldstandard" der Thrombolysetherapie anzusehen. Eine Doppelbolusgabe von jeweils 50 mg rt-PA im Abstand von 30 min zeigte in einer ersten, nicht randomisierten Studie ebenfalls gute Ergebnisse mit einer TIMI-III-Offenheitsrate nach 90 min von 88%.

Tabelle 1. Übliche Dosierungsschemata von Thrombolytika bei akutem Myokardinfarkt

	Streptokinase	Urokinase	APSAC	rt-PA	Prourokinase	r-PA
Dosis	1,5 Mio U	3 Mio U	30 U	100 mg	80 mg	10 + 10 MU
Infusionsdauer	30 – 60 min	90 min	1 × Bolus	90 min	60 min	2 × Bolus
Erfahrung	+ + + +	+	+ +	+ + +	+	+
Patency [%]	50 – 60	55 – 65	55 – 70	80 – 90	65 – 75	80 – 90
Nachgewiesene Mortalitäts- senkung	Ja	Nein	Ja	Ja	Nein	Nein
Allergen	Ja	Nein	Ja	Nein	Nein	Nein
Fibrin- spezifität	Nein	Nein	Nein	Mäßig	Mäßig	Mäßig
Blutungsrisiko	+ +	+ +	+ +	+ +	+ +	+ ?
Kosten	+	+ +	+ +	+ + + + ?		?

Einen Überblick über wichtige klinische Eigenschaften relevanter Plasminogenaktivatoren gibt Tabelle 1.

Kombinationen bekannter Thrombolytika

Kombinationen wurden in mehreren kleineren Studien getestet. Die in Pilotstudien relativ günstigen Ergebnisse der Streptokinase-rt-PA-Kombination ließen sich in der GUSTO-Studie nicht reproduzieren. Keine der Kombinationen war in ihrer Wirksamkeit der rt-PA-Monotherapie überlegen [3]; lediglich eine Kombination aus rt-PA und Prourokinase zeigte sich bei gleicher Wirksamkeit wesentlich spezifischer in bezug auf den Erhalt von Fibrinogen [6].

Gerinnungsaktive Begleittherapie

Heparin

Heparin ist beim nicht thrombolytisch behandelten Patienten mit akutem Myokardinfarkt in der Lage, das relative Risiko für Tod und Reinfarkt um 35 bzw. 38% zu senken [34]. Die Wirkung von Heparin bei thrombolytisch behandelten Patienten und gleichzeitiger ASA-Therapie ist nicht eindeutig geklärt. Grundsätzlich muß zwischen der subkutanen und der i.v.-Gabe von Heparin unterschieden werden, da nur bei i.v.-Applikation mit einer therapeutisch wirksamen Verlängerung der aPTT gerechnet werden kann. Die Notwendigkeit einer Heparinisierung hängt auch von der Wahl des Thrombolytikums ab: Eine Streptokinasetherapie (und wahrscheinlich auch eine Thrombolyse mit anderen, nicht fibrinselektiven Plasminogenaktivatoren wie Urokinase oder APSAC) kann wegen der antikoagulatorisch wirkenden Fibrin(ogen)spaltprodukte, die in großer Menge anfallen, zunächst ohne Heparinisierung verabreicht werden.

Im Gegensatz hierzu sollte die Gabe von rt-PA (und wahrscheinlich auch anderer, relativ fibrinselektiver Plasminogenaktivatoren) mit einer aPTT-wirksamen, i.v.-Gabe von Heparin kombiniert werden. Diese Empfehlung ergibt sich aus folgenden Beobachtungen: Koronarangiographische Studien belegen für rt-PA gegenüber Streptokinase eine höhere Reperfusionsrate des Infarktgefäßes [18]. Trotzdem ergaben Vergleichsstudien mit unzureichender Heparinisierung keinen Unterschied in der Mortalitätsrate [15, 23]. Zur Klärung dieses Befunds konnte wiederum in koronarangiographisch kontrollierten Studien nachgewiesen werden, daß die durch rt-PA akut erzielbare Offenheitsrate von Heparin unabhängig ist [32], daß aber ohne i.v.-Heparinisierung die Offenheitsrate durch frühe Reokklusion rasch auf das Niveau der mit Streptokinase erzielbaren Offenheitsraten abfällt [2, 10, 21]. Schließlich wurde in der GUSTO-Studie [18, 19] unter adäquater Heparinisierung (Verlängerung der aPTT auf das Doppelte des Ausgangswerts) eine signifikante Senkung der Mortalität durch rt-PA im Vergleich zu Streptokinase nachgewiesen (Mortalität rt-PA vs. SK: 6,3 vs. 7,3%; Risikoreduktion 13,7%, $p < 0,001$). In einer angiographischen Substudie wurde gleichzeitig eine höhere und anhaltende Offenheit des Infarktgefäßes nachgewiesen (Patency nach 90 min rt-PA vs. SK: 81 vs. 61%).

Aspirin

Der Wert einer Therapie des akuten Myokardinfarkts mit Acetylsalicylsäure (ASA) allein oder in Kombination mit Thrombolyse durch Streptokinase wurde in der ISIS-II-Studie [22] eindrucksvoll nachgewiesen: 160 mg ASA reduzierten die Krankenhausmortalität von 11,4 in der Placebogruppe auf 9,4 und in Kombination mit Streptokinase auf 8,0% (Placebo 13,2%). Die ASA war bei Patienten mit hohem Risiko, Frauen, älteren Patienten, Patienten mit Reinfarkt oder mit Vorderwandinfarkt besonders wirksam [11]. Der Wirkmechanismus beruht wahrscheinlich auf der um mehr als 50% reduzierten frühen Reokklusionsrate, was in der ISIS-II-Studie wiederum mit einer Halbierung der nicht tötlichen Reinfarktrate (3,8 vs. 1,8%) korreliert. Nach Ausschluß von Kontraindikationen sollten daher Patienten mit akutem Myokardinfarkt sofort ASA erhalten und zwar unabhängig von weiteren therapeutischen Maßnahmen (konservativ, Thrombolyse oder PTCA).

Neue Substanzen in klinischer Testung

Neue Plasminogenaktivatoren

Die Deletionsmutante r-PA (Reteplase) ist ein nicht glykosylierter, daher mit deutlich verlängerter Plasmahalbwertszeit ($t_{1/2} = 18$ min) ausgestatteter, in Escherichia coli exprimierter, rekombinanter Plasminogenaktivator. Die günstigste Applikationsform wurde in der 605 Patienten umfassenden RAPID-Studie mit einem Doppelbolus von 10+10 Megaunits ermittelt. r-PA (10+10) erwies sich dabei rt-PA in konventioneller Dosierung (100 mg/3 h) in bezug auf die Offenheitsrate nach 60 min (r-PA vs. rt-PA: 79 vs. 66%), die Offenheitsrate nach 90 min (r-PA vs. rt-PA: 85,4 vs. 76,6%) und in bezug auf die Vollständigkeit der Reperfusion (TIMI-III r-PA vs. rt-PA: 62,8 vs. 47,6%) als überlegen. Die Zahl der intrakraniellen Blutungen war unter r-PA im Trend niedriger, die Zahl der Gesamtschlaganfälle signifikant geringer als nach Gabe von rt-PA [7]. Eine Mortalitätsstudie, die die Sicherheit und Effektivität von r-PA im Vergleich zu Streptokinase prüft sowie eine angiographische Studie, die die Offenheitsraten nach r-PA und nach „front loaded" rt-PA-Gabe vergleicht, sollen die Daten der RAPID-Studie ergänzen und erweitern.

Prourokinase oder scuPA ist das einkettige Proenzym der Urokinase, das nicht an Fibrin bindet aber durch selektive Aktivierung fibringebundenen Plasminogens relativ fibrinspezifisch wirkt. Wie beim rt-PA und r-PA geht die Fibrinspezifität durch die notwendige hohe Dosierung beim therapeutischen Einsatz häufig verloren. Mehrere Studien zeigten, daß eine effektive koronare Thrombolyse möglich ist (90 min Offenheitsraten 51 – 81%) [5, 31], wobei allerdings größere Mengen an Urokinase gebildet werden [17]. Vorteile gegenüber der Urokinase sind somit kaum erkennbar; die therapeutische Effizienz der Prourokinase erscheint geringer als diejenige von „front loaded" rt-PA oder r-PA und dürfte mit der von konventionellem rt-PA (Offenheitsrate nach 90 min Prourokinase vs. rt-PA: 81,7 vs. 81,5%) vergleichbar sein (SESAM-Studie [1]).

Rekombinante Staphylokinase soll fibrinspezifischer und gegenüber arteriellen, thrombozytenreichen Thromben fibrinolytisch aktiver sein als Streptokinase. In einer Pilotstudie wurden 4 von 5 Patienten erfolgreich behandelt [9]. Pilotstudien dieser Größe lassen das Potential der Substanz nicht abschätzen. Aufgrund der wie bei Streptokinase gegebenen Antigenität und des indirekten Mechanismus der Plasminogenaktivierung über einen 1 : 1-Komplex aus Staphylokinase und Plasminogen, der dann weitere Plasminogenmoleküle aktiviert, erscheint die Anwendbarkeit und Wirksamkeit dieser Substanz eher begrenzt.

Neue Thrombinantagonisten

Heparin wirkt als Kofaktor des zirkulierenden Antithrombin III (AT III) und beschleunigt dessen Bindung an Thrombin. Es wird daher als indirekter Thrombinantagonist bezeichnet. Der direkte Thrombinantagonist Hirudin inhibiert im Gegensatz zum Heparin/AT-III-Komplex spezifisch nur Thrombin und hat darüber hinaus den wesentlichen Vorteil, auch fibringebundenes Thrombin zu inhibieren. Die mit Hirudin erzielbare Antikoagulation (gemessen an der aPTT-Verlängerung) ist vorhersagbarer und stabiler auf einem gewünschten Niveau einstellbar, als dies mit Heparin möglich ist [35]. In tierexperimentellen Studien zeigte sich Hirudin sowohl dem Heparin als auch Aspirin oder dem Antikörper 7E3 in der Verhinderung der Reokklusion nach primär erfolgreicher Thrombolyse überlegen. Eine Reihe klinischer Studien, deren Ergebnisse allerdings erst teilweise oder in Abstraktform vorliegen, bestätigen diese Resultate. Die TIMI-V-Studie vergleicht eine adjuvante Therapie mit i.v.-Heparin oder Hirudin jeweils bei thrombolytischer Therapie mit rt-PA. Durch Hirudin plus rt-PA konnte eine signifikant höhere frühe und späte Offenheit des Infarktgefäßes erreicht werden; außerdem wurden die Reokklusionsrate, die Blutungsrate und die Häufigkeit des kombinierten Endpunktes „Tod oder Reinfarkt" signifikant gesenkt [8]. Die Arbeitsgruppe Neuhaus kam in der HIT-Studie [28] ebenfalls zu dem Ergebnis, daß Hirudin in bezug auf frühe und komplette Rekanalisierung der Infarktarterie und in bezug auf die Verhinderung einer frühen Reokklusion nach rt-PA-Therapie dem Heparin überlegen ist.

In der Zukunft könnte Hirudin, das über einen Antikörper spezifisch am Wirkort des zu inhibierenden Enzyms (Thrombin) angereichert wird, ein noch wesentlich günstigeres Risiko-Nutzen-Verhältnis aufweisen [4]. In experimentellen Studien wurde eine Steigerung der Hirudin-Wirkung um den Faktor 10–1000, in Abhängigkeit von dem verwendeten Assay beschrieben. Ferner könnte eine durch einen viralen Vektor bewirkte lokale Expression von biologisch aktivem Hirudin in Endothelzellen einen therapeutischen Fortschritt bringen [29]. Neben Hirudin werden auch Hirudin-Fragmente und Analoga, Hirulog und Hirugen, sowie ein synthetischer, direkter Thrombininhibitor, Argatroban, derzeit klinisch getestet. Eine interessante Alternative – oder gegebenenfalls auch Ergänzung – könnte das TAP (tick anticoagulant protein) darstellen, das im Gegensatz zu Hirudin früher in der Gerinnungskaskade eingreift und die Faktor-X-Aktivierung hemmt. Ein weiteres, im Tierexperiment vielversprechendes Konzept besteht in der Anwendung rekombinanten, aktivierten Protein C (rAPC). Durch beschleunigten Abbau der beiden wichtigsten Kofaktoren der Thrombinaktivierung, Faktor V a und Faktor VIII a konnte die Entstehung arterieller Thromben – interessanterweise ohne meßbare Verlängerung der Blutungszeit – wirkungsvoll verhindert werden.

Neue Thrombozytenaggregationshemmer

Eine Steigerung der Effizienz bezüglich der Inhibition der Thrombozytenaggregation läßt sich durch *monoklonale Antikörper* (humanisiertes Fab-Fragment des monoklonalen Antikörpers 7 E 3) oder durch sog. *RGD-Peptide* erreichen, die die für die Aggregation essentiellen GP-II b/III a-Rezeptoren des Thrombozyten inhibieren. Die Aktivierung von GP-II b/III a-Rezeptoren ist die gemeinsame pathogenetische Endstrecke, über die die physiologischen Thrombozytenstimulatoren wirken, so daß bei Inhibition unabhängig vom auslösenden Stimulus eine Hemmung der Thrombozytenaggregation erwartet werden kann. Eine selektive Blockade von GP II b/III a verhindert somit die Thrombozytenaggregation, läßt aber zumindest theoretisch die Thrombozytenadhäsion, die über andere Mechanismen vermittelt wird, intakt, so daß eine primäre Blutstillung noch möglich wäre. Durch 7 E 3-Fragmente ließ sich in einer klinischen Pilotstudie [12] bei Patienten mit instabiler Angina pectoris Symptomfreiheit erzielen, die allerdings nur so lange anhielt, wie die Blutungszeit signifikant verlängert war. In der EPIC-Studie wird die Wirksamkeit dieser Substanz derzeit an einem größeren Kollektiv geprüft. In tierexperimentellen

Studien konnte in Gegenwart des 7E3-Fragments eine raschere Thrombolyse-wirkung und eine verminderte Reokklusionsrate beobachtet werden [13]. Ähnliche experimentelle und klinische Daten liegen für RGD-Peptide z. B. MK-852 vor [30].

Ausblick

Neue klinische Ergebnisse großer Studien sowie das Gebot wirtschaftlich zu therapieren, machen eine differenzierte thrombolytische Therapie unumgänglich. Eine größere Zahl neuer Thrombolytika und Antithrombotika, die in absehbarer Zukunft in die Routinetherapie eingeführt werden, werden eine weitere Differenzierung der Anwendung erlauben und hoffentlich zu einer weiteren Verbesserung der Prognose für die behandelten Patienten beitragen.

Literatur

1. Bär F, SESAM Investigators (1993) Vortrag 15. Kongreß der ESC, Nizza 1993
2. Bleich SD, Nichols T, Schumacher R, Cooke D, Tate D, Steiner C, Brinkman D (1990) The role of heparin following coronary thrombolysis with tissue plasminogen activator (rt-Pa). Am J Cardiol 66:1412–1417
3. Bode C, Baumann H, von Hodenberg E, Freitag M, Nordt T (1993) Combinations of thrombolytic agents in acute myocardial infarction. Z Kardiol (Suppl) 82/2:125–128
4. Bode C, Freitag M, Mewald P, Hudelmayer M, Ruef J, Runge MS, Haber E (1993) Fibrin-targeted or platelet targeted recombinant hirudin inhibits fibrin deposition on experimental clots more efficiently than untargeted hirudin. Circulation (Suppl I) 88:417
5. Bode C, Schönermark S, Schuler G, Zimmermann R, Schwarz F, Kübler W (1988) Efficacy of intravenous prourokinase and a combination of prourokinase and urokinase in acute myocardial infarction. Am J Cardiol 61:971–974
6. Bode C, Schuler G, Nordt T et al (1990) Intravenous thrombolytic therapy with a combination of single-chain urokinase-type plasminogen activator and recombinant tissue-type plasminogen activator in acute myocardial infarction. Circulation 81:907–913
7. Bode C, Smalling RW, Sen S et al (1993) Recombinant plasminogen activator angiographic phase II international dose-finding study (RAPID): Patency analysis and mortality endpoints. Circulation (Suppl I) 88:292
8. Cannon CP, McCabe CH, Henry TD et al (1993) Hirudin reduces reocclusion compared to heparin following thrombolysis in acute myocardial infarction: Results of the TIMI 5 trial. JACC (Suppl) 21:136
9. Collen D, van de Werf F (1993) Coronary thrombolysis with recombinant staphylokinase in patients with evolving myocardial infarction. Circulation 87:1850–1853
10. DeBono DP, Simoons ML, Tijssen J et al (1992) Effect of early intravenous heparin on coronary patency, infarct size, and bleeding complications after alteplase thrombolysis: Results of a randomized, double blind European Cooperative Study Group Trial. Br Heart J 67:122–128
11. Fuster V, Dyken ML, Vokonas PS, Hennekens C (1993) Aspirin as a therapeutic agent in cardiovascular disease. Circulation 87:659–675
12. Gold HK, Gimple LW, Yasuda T et al (1990) Pharmacodynamic study of F(ab')2 fragments of murine monoclonal antibody 7E3 directed against human platelet glycoprotein IIb/IIIa in patients with unstable angina pectoris. J Clin Invest 86:651–659
13. Gold HK, Coller BS, Yasuda T et al (1988) Rapid and sustained coronary artery recanalization with combined bolus injection of recombinant tissue-type plasminogen activator

and monoclonal antiplatelet GP II b/III a antibody in a canine preparation. Circulation 77:670–677

14. Grines CL, DeMaria AN (1990) Optimal utilization of thrombolytic therapy for acute myocardial infarction: concepts and controversies. J Am Coll Cardiol 16:223–231

15. Gruppo Italiano per la Studia della Sopravivenza nell'Infarto Miocardico (1990) GIS-SI-2: A factorial randomised trial of alteplase versus streptokinase and heparin versus no heparin among 12490 patients with acute myocardial infarction. Lancet 336:65–71

16. Gruppo Italiano per la studia della Streptochinasi nell'Infarto Miocardico (GISSI) (1986) Effectiveness of intravenous thrombolytic treatment in acute myocardial infarction. Lancet I:397–402

17. Gulba DC, Gallimore MJ, Creighton L, Frombach R, Jost S, Lichtlen PR (1990) Während der Infarktlyse mit präaktivierter Pro-urokinase ist eine hohe systemische Urokinaseaktivität meßbar. Z Kardiol (Suppl I) 79:166

18. GUSTO Angiographic Investigators (1993) The effects of tissue plasminogen activator, streptokinase, or both on coronary artery patency, ventricular function, and survival after acute myocardial infarction. N Engl J Med 329:1615–1622

19. GUSTO Investigators (1993) An international randomized trial comparing four thrombolytic strategies for acute myocardial infarction. N Engl J Med 329:673–682

20. Hamm CW, Ravkilde J, Gerhardt W et al (1992) The prognostic value of serum troponin T in unstable angina. N Engl J Med 327:146–150

21. Hsia J, Hamilton WP, Kleiman N, Roberts R, Chaitman BR, Ross AM for the HART-Investigators (1990) A comparison between heparin and low-dose aspirin as adjunctive therapy with tissue plasminogen activator for acute myocardial infarction. N Engl J Med 323:1433–1437

22. ISIS-2 Collaborative Group (1988) Randomized trial of intravenous streptokinase, oral aspirin, both or neither among 17,189 cases of suspected acute myocardial infarction: ISIS-2. Lancet II:349–360

23. ISIS-3 Collaborative Group (1992) ISIS-3: a randomised comparison of streptokinase vs tissue plasminogen activator vs anistreplase and of aspirin plus heparin vs heparin alone among 41299 cases of suspected acute myocardial infarction. Lancet 339:753–770

24. Kennedy JW, Gensin GG, Timmis GC, Maynard C (1985) Acute myocardial infarction treated with intracoronary streptokinase: a report for the society of cardiac angiography. Am J Cardiol 55:871–879

25. LATE Study Group (1993) Late assessment of thrombolytic efficacy (LATE) study with alteplase 6–24 h after onset of acute myocardial infarction. Lancet 342:759–766

26. Neuhaus KL, v Essen R, Tebbe U et al (1992) Improved thrombolysis in acute myocardial infarction with front-loaded administration of alteplase: results of the rt-PA-APSAC patency study (TAPS). JACC 19:885–891

27. Neuhaus KL, Feuerer W, Jeep-Tebbe S, Niederer W, Vogt A, Tebbe U (1989) Improved thrombolysis with a modified dose regimen of recombinant tissue-type plasminogen activator. J Am Coll Cardiol 14:1566–1569

28. Neuhaus KL, Niederer W, Wagner J et al (1993) Results of a dose escalation study. Circulation (Suppl I) 88:292

29. Rade JJ, Lee SW, Dichek DA (1993) Viral vector-mediated expression of biologically active hirudin in cultured endothelial cells. Circulation (Suppl I) 88:418

30. Theroux P, Kleiman N, Shah P et al (1993) A double-blind, heparin-controlled study of MK-852 in unstable angina. Circulation (Suppl I) 88:201

31. The PRIMI Study Group (1989) Randomized double-blind trial of recombinant pro-urokinase against streptokinase in acute myocardial infarction. Lancet I:863–867

32. Topol EJ, George BS, Kereiakes DJ et al (1989) A randomized controlled trial of intravenous tissue-type plasminogen activator and early intravenous heparin in acute myocardial infarction. Circulation 79:281–286

33. Wilcox RG, von der Lippe G, Olsson CG, Jenssen G, Skene AM, Hampton JR (1988) Trial of tissue plasminogen activator (rt-PA) for mortality reduction in acute myocardial infarction: the Anglo-Scandinavian Study of Early Thrombolysis (ASSET). Lancet II:525–530

34. Yusuf S, Sleight P, Held P, MacMahon S (1990) Routine medical management of acute myocardial infarction. Lessons from overviews of recent randomized controlled trials. Circulation (Suppl II) 82:117–134
35. Zeymer U, Jessel A, Neuhaus KL (1993) Hirudin as conjunctive therapy in patients with thrombolysis for acute myocardial infarction produced stable prolongation of ACT and APTT. Circulation (Suppl I) 88:201

Prähospitale Thrombolyse

K.-F. APPEL

Zusammenfassung

Wenn ein geeignetes Rettungssystem (Notarztwagen, Paramedics geleitet durch
einen Arzt in der Rettungszentrale oder Hausärzte in Zusammenarbeit mit
Rettungssanitätern) zur Verfügung steht, kann die prähospitale Lysetherapie
beim akuten Myokardinfarkt sicher durchgeführt werden. Bei Vorhandensein
eines 12-Kanal-EKG ist die prähospitale Diagnose eines frischen Infarkts ebenso sicher wie in der Klinik. Wegen des häufigeren Auftretens von Kammerflimmern nach Einleitung der Lysetherapie sollte bei prähospitaler Lyse immer ein
Defibrillator vorhanden sein. Fehldiagnosen sind selten. Der Zeitgewinn durch
die prähospitale Therapieeinleitung schwankt je nach Untersuchung zwischen
30 und 140 min. Die Reduktion der Gesamtmortalität in der Prähospitalgruppe erreicht erst statistische Signifikanz, wenn der Zeitgewinn gegenüber der
Hospitalgruppe groß ist. Bei Therapieeinleitung innerhalb von 70–90 min
nach Symptombeginn kann eine signifikante Verbesserung der Ejektionsfraktion, Begrenzung der Infarktgröße und Reduktion der Gesamtmortalität erreicht werden. Innerhalb von 2 h nach Symptombeginn können ca. 60% der
Infarktpatienten außerhalb der Klinik behandelt werden. Schwerwiegende
Komplikationen sind bei der prähospitalen Lyse nicht häufiger als in der Klinik. Todesfälle und schwerwiegende Blutungen sind außerhalb des Krankenhauses selten. Insgesamt ergibt die Risiko-Nutzen-Analyse für die Prähospitallyse also einen eindeutigen Vorteil nur für die Patienten, die in den ersten
1–2 h nach Symptombeginn behandelt werden.

Einleitung

Die thrombolytische Behandlung von Patienten mit akutem Myokardinfarkt
führt zu einer signifikanten Senkung der Sterblichkeit. Mehrere placebokon-
trollierte Studien haben gezeigt, daß die größte Reduktion der Mortalität in der
Subgruppe von Patienten zu erzielen ist, die die thrombolytische Therapie innerhalb der ersten Stunden nach Symptombeginn erhalten [1, 2, 12].

Um die Zeit zwischen Symptombeginn und Einleitung der Therapie zu verkürzen, wird von einigen Arbeitsgruppen seit mehreren Jahren die i.v.-Thrombolyse bereits im Notarztwagen oder in der Wohnung der Patienten begonnen [3–5, 8]. Bevor eine prähospitale thrombolytische Therapie beim akuten Myokardinfarkt generell empfohlen werden kann, müssen folgende Fragen diskutiert werden:

- Welche logistischen Voraussetzungen müssen für die sichere Durchführung einer prähospitalen Lysetherapie erfüllt sein?
- Wie sicher ist die prähospitale Diagnose eines akuten Myokardinfarkts?
- Welcher Zeitgewinn ist von einer prähospitalen Lysetherapie zu erwarten?
- Wie groß ist der Nutzen (Reduktion der Mortalität, Begrenzung der Infarktgröße) und wie groß ist das Risiko (Komplikationen) einer prähospitalen Lysetherapie?

Logistische Voraussetzungen

Die prähospitale thrombolytische Therapie beim akuten Myokardinfarkt wurde in verschiedenen Organisationsformen durchgeführt:

- „Mobile intensive care units", Notarztwagen mit intensivmedizinisch geschultem Arzt (Beispiel Berlin [4]).
- „Paramedics", Rettungswagen mit geschulten Rettungssanitätern (Beispiel Seattle [5]).
- „General practitioners", Hausärzte in Zusammenarbeit mit Rettungssanitätern (Beispiel Aberdeen [6]).

In Deutschland stehen nahezu überall Notarztwagen zur Verfügung; routinemäßig wird eine prähospitale thrombolytische Therapie jedoch nur in wenigen Zentren durchgeführt. Bedenken gegen eine präklinische Lyse bestehen wegen:

- unzureichender Diagnostik und Ausstattung („kein EKG"),
- ohnehin „kurzer" Transportzeit,
- mangelnder Qualifikation und Erfahrung der Notärzte,
- fehlendem Nachweis des Nutzens durch kontrollierte Studien.

In Seattle (USA) sind die Rettungswagen mit Paramedics besetzt, die durch einen Arzt in der Einsatzzentrale ferngeleitet werden. Mittels einer Checkliste werden die für eine prähospitale Lyse in Frage kommenden Patienten ausgewählt. Ein EKG wird telefonisch an die Zentrale übermittelt und vom dortigen Arzt beurteilt, der dann über die Behandlung entscheidet.

Ein weiteres logistisches Modell der prähospitalen Lyse wurde im Raum Aberdeen (Schottland) probiert. Hier führten die Hausärzte die Thrombolysetherapie in der Wohnung der Patienten durch und übergaben den Patienten dann an Rettungssanitäter, die den Transport in die Klinik übernahmen [6].

Diagnostische Conditio sine qua non für die Durchführung einer prähospitalen Lysetherapie ist das Schreiben eines Elektrokardiogramms mit 12 Ableitungen. Die EKG-Interpretation kann durch den Notarzt vor Ort, durch einen EKG-Computer oder nach Telefonübertragung durch einen Klinikarzt erfolgen. Selbst die computergesteuerte EKG-Interpretation besitzt eine 80%ige Sensitivität und eine 98%ige Spezifität bei der Identifizierung von Patienten mit akutem Myokardinfarkt und ST-Elevation [7]. Bei Infarktpatienten zeigt das Aufnahme-EKG in der Klinik in 71% eine ST-Elevation, in 5% eine ST-Senkung, in 23% unspezifische Veränderungen und in 1% einen Normalbefund [7]. Auch in prähospital geschriebenen EKG bei Patienten mit Verdacht auf akuten Myokardinfarkt sind ST-Elevationen der häufigste Befund (87%) und damit neben der Symptomatik das entscheidende Kriterium für die Diagnosestellung [8]. Kandidaten für eine prähospitale thrombolytische Therapie sind deshalb bei entsprechenden klinischen Symptomen Patienten mit ST-Elevationen oder Schenkelblock im initialen EKG.

In der Gruppe von Patienten mit klinischem Verdacht auf einen akuten Myokardinfarkt, aber fehlenden ST-Elevationen entwickeln nur 25% einen Infarkt.

Diagnosesicherheit

Die Sicherheit, mit der die Diagnose eines akuten Myokardinfarkts außerhalb der Klinik gestellt werden kann, ist sehr hoch. Im „European Myocardial Infarction Project" (EMIP) wurde die Diagnose des Notarztes bei 92% der Patienten durch den Klinikarzt bestätigt. Nur bei 3% wurde die Diagnose nicht bestätigt, in 2% hielt der Klinikarzt die Thrombolysetherapie für kontraindiziert, und in knapp 3% wurde die Therapie aus technischen Gründen nicht fortgesetzt [8]. Im „Grampian Region Early Anistreplase Trial" (GREAT) war bei 7 von 311 Patienten (2%) die vor Ort vom Hausarzt gestellte Diagnose falsch, allerdings konnte die korrekte Diagnose nur in 3 dieser Fälle direkt bei Aufnahme im Krankenhaus gestellt werden [6]. Die Diagnosesicherheit im „Myocardial Infarction Triage and Intervention Trial" (MITI) betrug sogar 98%, obwohl hier vor Ort kein Arzt anwesend war. Zum Vergleich mit der Diagnosesicherheit in der Klinik kann die GISSI-I-Studie herangezogen werden, wo die korrekte Diagnose in 94% der Fälle bei Klinikaufnahme gestellt wurde [1]. Die Fähigkeit des Notfallteams vor Ort, die richtige Diagnose akuter Myokardinfarkt zu stellen, entspricht damit der des Krankenhausteams.

Fehldiagnosen sind dementsprechend selten. Am gefürchtetsten ist eine Aortendissektion, die unter den 5469 in EMIP eingeschlossenen Patienten jedoch nur in 9 Fällen (0,2%) zugrunde lag. Häufigste kardiale Fehldiagnose war die Perikarditis (21 Patienten = 0,4%). Andere kardiale Erkrankungen lagen in 1%, nicht-kardiale Erkrankungen in 1,8% der Fälle vor [8]. Zu den nicht-kardialen Erkrankungen, die mit einem akuten Myokardinfarkt verwechselt werden können, zählen u. a. Ösophagitis, Ulcus ventriculi oder duodeni, Pankreatitis und Alkoholintoxikation [4–6, 8].

Bei den trotz Fehldiagnose thrombolytisch behandelten Patienten trat in MITI keine Komplikation auf [5]. In GREAT starb 1 Patient, der bei dissezier-

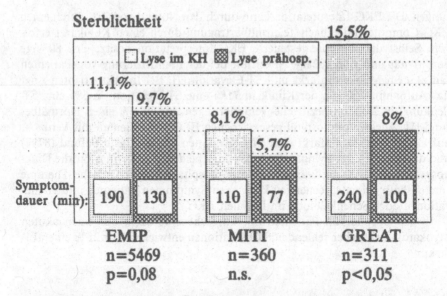

Abb. 1. Sterblichkeit von Patienten in der Prähospital- und in der Hospitalgruppe in 3 großen vergleichenden Studien (EMIP, MITI, GREAT). In den Säulen Dauer von Beginn der
Symptome bis Beginn der Lysetherapie (min). Eine signifikante Reduktion der Sterblichkeit
zeigt sich nur in der Studie (GREAT) mit der größten Differenz zwischen Lysebeginn in der
Prähospitalgruppe und der Hospitalgruppe (140 vs. 60 bzw. 33 min)

tem Aortenaneurysma thrombolytisch behandelt worden war. Die richtige Diagnose wurde in diesem Falle auch von den Ärzten der Aufnahmestation vor
dem Tode nicht gestellt [6] (Abb. 1).

Zeitgewinn

In der Regel kommen Patienten mit akutem Myokardinfarkt erst nach 3 – 6 h
in die Klinik. In GREAT konnten in der Hospitalgruppe nur 0,6% der Patienten innerhalb von 2 h nach Symptombeginn lysiert werden, in der Prähospitalgruppe betrug der Anteil dagegen 61% [6]. In MITI wurden sogar 97% der
Patienten innerhalb der ersten 3 h nach Symptombeginn behandelt [5].
    Der Zeitgewinn durch die prähospitale Applikation des Thrombolytikums
wird mit 33 – 140 min angegeben [5, 6, 8]. Dies ist der kleinste Zeitgewinn, den
man im klinischen Alltag erwarten würde, denn der Zeitverlust im Krankenhaus war in den Studien zur Prähospitallyse auffallend kurz. Durch die Identi-
fikation der für die Lyse in Frage kommenden Patienten außerhalb der Klinik
wurde die „door-to-needle-time" auf 15 – 20 min verkürzt [5, 8]. Im Routinebe-
trieb beträgt die Dauer zwischen stationärer Aufnahme und Beginn der
Thrombolyse häufig mehr als 1 h. Obwohl dieses Problem seit Jahren bekannt
ist, ließ sich bisher keine wesentliche Verkürzung der „door-to-needle-time" er-

reichen. So kam es z. B. in der GUSTO-Studie in den Kliniken zu einem Zeitverlust von durchschnittlich 80 min.

Nutzen und Risiko

Die GREAT-Autoren haben erstmals eine signifikante Reduktion der Gesamtmortalität beim akuten Myokardinfarkt durch prähospitale Lyse (p = 0,04) berichtet [6]. Dies konnte durch die in jüngster Zeit veröffentlichten großen vergleichenden Studien (EMIP, MITI) allerdings nicht bestätigt werden [5, 8].

In EMIP wurde lediglich eine grenzwertig signifikante Reduktion der kardialen Mortalität (p = 0,049) nachgewiesen [8]. Als Erklärung wird diskutiert, daß der Zeitgewinn in GREAT deutlich länger und damit der klinische Nutzen deutlich größer war als in EMIP bzw. MITI (140 vs. 60 bzw. 33 min). Die Subgruppe von Patienten mit der größten zeitlichen Differenz zwischen der prähospitalen und der hospitalen Injektion zeigte auch in EMIP eine signifikant niedrigere Gesamtmortalität. Von den EMIP-Autoren wurden deshalb 5 zwischen prähospitaler und hospitaler Thrombolyse vergleichende Studien [5, 6, 8, 10, 11] zusammengefaßt: bei insgesamt 6318 Patienten ergab sich eine signifikant niedrigere Gesamtmortalität (p = 0,03) in der Prähospitalgruppe.

Die Daten zur Bedeutung der präklinischen Lyse für die Begrenzung der Infarktgröße differieren in ähnlicher Weise. Die GREAT-Autoren berichteten über signifikant weniger transmurale Infarkte und eine bessere linksventrikuläre Funktion in der Prähospitalgruppe [6]. MITI konnte dagegen keinen signifikanten Unterschied hinsichtlich Infarktgröße und Ejektionsfraktion zwischen prähospitaler und hospitaler Lyse nachweisen. Erst eine 2. Analyse der MITI-Daten mit Einteilung der Patienten in eine Gruppe mit Therapiebeginn innerhalb von 70 min nach Symptombeginn und einer Gruppe mit späterer Lysetherapie zeigte eine signifikante Verbesserung der Ejektionsfraktion und Reduktion der Infarktgröße in der frühen Behandlungsgruppe. Auch die Gesamtmortalität war in dieser Gruppe signifikant vermindert (1,2 vs. 8,7%), bei früher Behandlung (< 70 min) wurde bei 40% der Patienten sogar die Ausbildung eines transmuralen Infarkts verhindert [5]. Ähnliche Ergebnisse ergab die jüngste Studie zur präklinischen Lyse aus Berlin [4].

Bedeutsame Komplikationen (schwere Blutungen, Schlaganfall) der i.v.-Thrombolysetherapie sind selten und in Prähospital- und Hospitalgruppe ähnlich häufig [4, 5, 8]. Die Inzidenz entspricht in etwa der von Studien, in denen die Lysetherapie nur in der Klinik durchgeführt wurde [9]. In der Prähospitalgruppe treten vor Einlieferung ins Krankenhaus häufiger Kammerflimmern, Schock, symptomatischer Blutdruckabfall und symptomatische Bradykardien auf. Dieser Anstieg der Komplikationen vor der Klinikaufnahme in der Prähospitalgruppe wird ausgeglichen durch das vermehrte Auftreten der gleichen Komplikationen in der Hospitalgruppe während der Krankenhausphase [8].

Literatur

1. Gruppo Italiano per la Studia della Streptokinase nell' Infarto Miocardico (GISSI) (1986) Effectiveness of intravenous thrombolytic treatment in acute myocardial infarction. Lancet I:397–402
2. ISIS-2 (Second International Study of Infarct Survival) (1988) Collaborative Group: Randomized trial of intravenous streptokinase, oral aspirin, both or neither among 17187 cases of suspected acute myocardial infarction, ISIS-2. Lancet I:349–360
3. Stern R, Arntz HR, Klatt S et al (1992) Ist die prästationäre Thrombolyse bei akutem Myokardinfarkt als Routinemaßnahme sinnvoll? Z Kardiol 81:199–204
4. Linderer T, Schröder R, Arntz R et al (1993) Prehospital thrombolysis: Beneficial effects of very early treatment on infarct size and left ventricular function. JACC 22:1304–1310
5. Weaver WD, Cerquera M, Hallstrom AP et al (1993) Prehospital-initiated vs. hospital-initiated thrombolytic therapy. The myocardial infarction triage and intervention trial. JAMA 270:1211–1216
6. GREAT-Group (1992) Feasibility, safety and efficacy of domiciliary thrombolysis by general practitioners: Grampian region early anistreplase trial. BMJ 305:548–553
7. Kudenchuck PJ, Ho MT, Weaver WD et al (1991) Accuracy of computer-interpreted electrocardiography in selecting patients for thrombolytic therapy. JACC 17:1486–1491
8. The European Myocardial Infarction Project Group (1993) Prehospital thrombolytic therapy in patients with suspected acute myocardial infarction. NEJ 329:383–389
9. ISIS-3 (Third International Study of Infarct Survival) Collaborative Group (1992) A randomised comparison of streptokinase vs. tissue plasminogen activator vs. anistreptolase and of aspirin plus heparin vs. aspirin alone among 41299 cases if suspected acute myocardial infarction. Lancet 339:753–770
10. Castaigne AD, Herve C, Duval-Moulin AM et al (1989) Prehospital use of APSAC: results of a placebo-controlled study. Am J Cardiol 64:30–33
11. Schofer J, Buttner J, Greng G et al (1990) Prehospital thrombolysis in acute myocardial infarction. Am J Cardiol 66:1429–1433
12. Wilcox RG, Olsson CG, Skene AM et al (1988) Trial of tissue/plasminogen/activator for mortality reduction in acute myocardial infarction. Anglo-Scandinavian Study of Early Thrombolysis (ASSET). Lancet II:525–530

Gerinnungsaktive Begleittherapie

D. C. GULBA, R. DECHEND, M. FRIEDRICH und R. DIETZ

Zusammenfassung

Theoretische Erwägungen ebenso wie Ex-vivo- und tierexperimentelle Untersuchungen lassen in Kombination mit einer wirksamen Antikoagulation eine Verbesserung der klinischen Ergebnisse der Thrombolysetherapie erwarten. Aus klinischen Studien geht hervor, daß die frühe Offenheitsrate der Plasminogenaktivatoren in unterschiedlicher Weise durch Heparin beeinflußt wird. So findet sich für Pro-urokinase eine signifikant bessere Wirksamkeit bei gleichzeitiger Heparingabe, während für Streptokinase und rt-PA keine wesentliche Steigerung der frühen Offenheitsraten gezeigt werden kann.

Rezidivverschlüsse nach Thrombolysetherapie sind meist durch einen Rezidivthrombus bedingt und erscheinen daher ebenfalls durch eine konsequente Antikoagulationstherapie günstig beeinflußbar. Insbesondere nach rt-PA-Therapie läßt sich die Rate der frühen Reokklusionen durch Heparin signifikant senken. Aufgrund der ausgeprägten Selbstantikoagulation bei Streptokinasetherapie scheint die adjuvante Heparintherapie bei diesen Patienten hingegen prinzipiell verzichtbar. Mit zunehmendem Abstand zum Infarktereignis verliert Heparin jedoch hinsichtlich der Rezidivprophylaxe an Wirksamkeit, während Aspirin für die Langzeittherapie an Bedeutung gewinnt. In der Hospitalphase nach Herzinfarkt kann daher die gleichzeitige Therapie mit Heparin und Aspirin empfohlen werden. Die geringe Erhöhung hämorrhagischer Komplikationen wird durch den klinischen Vorteil aufgewogen.

Neue, spezifischer und stärker wirksame Antithrombotika (Plättchenrezeptorantagonisten, spezifische Antithrombine etc.) sind derzeit Gegenstand der experimentellen und klinischen Forschung. Ihr Stellenwert und ihre Risiken lassen sich derzeit noch nicht endgültig abschätzen.

Einleitung

Erst in den ausgehenden 70er Jahren konnte die Koronarthrombose als letztendliche Ursache des akuten Herzinfarktes zweifelsfrei gesichert werden [1]. Ungefähr zeitgleich ist es anderen Arbeitsgruppen gelungen, den zeitlichen Verlauf der Nekroseausbreitung am Myokard zu erhellen und den Nachweis zu erbringen, daß eine rechtzeitige Reperfusion des ischämisch bedrohten Myokards die Nekroseausbreitung begrenzen kann [2–4]. Diese Erkenntnisse haben dann Anfang der 80er Jahre zur Inauguration der Thrombolysetherapie des akuten Herzinfarkts geführt [5–7].

Der Stellenwert der Thrombolysetherapie in der Behandlung des akuten Herzinfarkts war in den vergangenen 10 Jahren Gegenstand zahlreicher großer, randomisierter Studien (Übersicht bei Topol [8]). Auf diese Weise konnte der Beweis zweifelsfrei geführt werden, daß diese Therapieform die Prognose der Patienten mit akutem Herzinfarkt wesentlich verbessern kann. Folgerichtig hat sich die Thrombolyse seither zu einer der wesentlichen Säulen der Infarkttherapie entwickelt.

Nach der allgemeinen Akzeptanz der Lysetherapie des akuten Herzinfarkts konzentriert sich nun die Diskussion auf die Fragen: Welches Thrombolyseregime ist das günstigste und ob eine adjuvante Therapie die Ergebnisse der Thrombolyse noch verbessern kann? Die Tatsache, daß bei der Kombination unterschiedlicher gerinnungshemmender Therapien mit einer überproportionalen Zunahme der Blutungsnebenwirkungen gerechnet wird, hat dazu geführt, daß derzeit insbesondere die adjuvante Antikoagulationstherapie mit Heparin kontrovers diskutiert wird.

Rationale der begleitenden Antikoagulationstherapie

Phlebographische Verlaufsuntersuchungen bei Patienten mit tiefen Venenthrombosen zeigen häufig bereits unter alleiniger Antikoagulationstherapie den überraschenden Befund einer partiellen Auflösung. Zahlreiche Autoren haben sich daher der Frage eines eigenen Heparin-abhängigen thrombolytischen Effekts gewidmet und sind zu widersprüchlichen Ergebnissen gekommen [9–17]. Zusammenfassend kann heute als gesichert gelten, daß in Ex-vivo-Studien wie in tierexperimentellen Untersuchungen die thrombolytische Potenz der Plasminogenaktivatoren durch die adjuvante Gabe von Antikoagulanzien wesentlich verstärkt wird [18–23].

Der Typ des eingesetzten Antikoagulans scheint dabei von untergeordneter Bedeutung zu sein. Entscheidend für den profibrinolytischen Gesamteffekt erscheint vielmehr ihre antikoagulatorische Potenz. Ein Mechanismus, der die Freisetzung endogener Plasminogenaktivatoren oder eine Aktivierung der intrinsischen oder extrinsischen Fibrinolysekaskade erfordert, kann hingegen, zumindest für die Frühphase nach Heparinapplikation, ausgeschlossen werden [14, 17, 24–26]. Erst nach einer Langzeittherapie mit Heparin scheint die Blutkonzentration des Gewebeplasminogenaktivators (t-PA) geringfügig anzusteigen [12, 13, 15, 16, 27]. Die experimentelle Beobachtung einer Verstärkung der Fibrinolyse durch Heparin muß somit ihre Ursache in einem indirekten Effekt – vermittelt durch ihre gerinnungshemmende Wirkung – haben (Abb. 1).

Gerinnung und Fibrinolyse bilden ein hämostatisches Gleichgewichtssystem, wobei sich die beiden Systeme gegenseitig beeinflussen und so einer einseitig überschießenden Wirkung vorbeugen. Die Aktivierung des Gerinnungs-

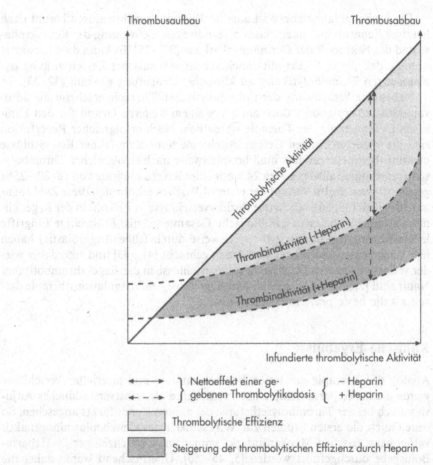

Abb. 1. Modell zum Mechanismus der Steigerung der thrombolytischen Effizienz durch Heparin

systems, die bereits den Zielthrombus hervorgebracht hat, bleibt dabei auch nach Einleitung der Thrombolysetherapie bestehen. Sie wirkt den therapeutischen Bemühungen der Thrombolysetherapie kontinuierlich entgegen (Abb. 1). Um eine effektive Thrombolyse zu gewährleisten, muß aufgrund dieses Effekts eine überproportional hohe Dosis der Thrombolytika verabreicht werden. Da Plasminogenaktivatoren darüber hinaus das Gerinnungssystem auch direkt aktivieren können [28–31], wird dieser kontraproduktive Effekt durch die Thrombolysetherapie selbst noch verstärkt. Als klinisches Korrelat der prothrombotischen Wirkung von Plasminogenaktivatoren können Beobachtungen gelten, die insbesondere bei lokalen thrombolytischen Therapien arterieller Verschlüsse mit Urokinase gemacht wurden. Bei diesen Patienten traten ohne simultane hochdosierte i.v.-Heparintherapie während der lytischen Therapie Thromben häufig an anderer Stelle auf.

Die prokoagulatorische Wirkung der Plasminogenaktivatoren beruht nach heutiger Kenntnis auf einer Plasmin-vermittelten Aktivierung der Kontaktphase und des Faktors V der Gerinnungskaskade [32 – 35]. Es kann daher erwartet werden, daß dieser Effekt mit zunehmender systemischer Begleitwirkung des eingesetzten Thrombolytikums an klinischer Bedeutung gewinnt [32, 33].

Neben der Verstärkung der thrombolytischen Therapie erscheint die adjuvante Antikoagulation jedoch auch aus einem weiteren Grund für den klinischen Gesamterfolg der Therapie wesentlich. Nach erfolgreicher Reperfusion sind die wiedereröffneten Gefäße durch eine hohe Rate früher Reverschlüsse bedroht. Beim Herzinfarkt muß beispielsweise nach erfolgreicher Thrombolysetherapie innerhalb der ersten 24 h mit einer Reverschlußrate von ca. 20 – 25% gerechnet werden. Im Verlauf der ersten 4 Wochen erhöht sich diese Zahl sogar auf 30 – 35% [28, 36 – 40]. Diese Rezidivverschlüsse – obwohl in der Regel klinisch stumm – belasten das klinische Gesamtergebnis. Frühzeitige Eingriffe in die Koronarmorphologie (beispielsweise durch frühe Angioplastie) haben hier keinen entscheidenden Durchbruch gebracht [41 – 43] und sind daher wieder verlassen worden. Da diese Rezidivverschlüsse in der Regel thrombotischer Natur sind [28, 36, 44], erscheint eine aggressive Antikoagulationstherapie derzeit als die beste präventive Alternative.

Klinische Ergebnisse

Analog der Therapie der tiefen Venenthrombose und arterieller Verschlüsse wurde die i.v.-Heparintherapie über viele Jahre als selbstverständliches Adjuvans auch bei der Thrombolysetherapie des akuten Herzinfarkts angesehen. So waren auch die ersten Studien zur Wirksamkeit des Gewebeplasminogenaktivators beim frischen Myokardinfarkt immer unter gleichzeitiger i.v.-Heparin-Bolusgabe durchgeführt worden [5, 45 – 50]. Überraschend waren daher die Ergebnisse der GISSI II/Internationale Studie [51, 52] und der ISIS-III-Studie [53]. Für die Kombination der Thrombolytika mit Heparin stieg zwar die Rate der Blutungskomplikationen an, eine Verbesserung der Infarktsterblichkeit (Letalität) konnte dadurch jedoch nicht erreicht werden. In der Folge ist die Notwendigkeit der gleichzeitigen Heparintherapie in Frage gestellt worden.

Bei der Bewertung dieser Ergebnisse muß jedoch in Betracht gezogen werden, daß die Heparintherapie in beiden Studien entgegen den bis dahin gültigen Standards durchgeführt wurde. Galt bisher eine aPTT-kontrollierte i.v.-Heparintherapie als unumstößlicher Standard, so wurde diese in beiden Studien – aus Gründen der Durchführbarkeit an den teilnehmenden Studienzentren – durch subkutane Heparininjektionen ersetzt. Darüber hinaus wurde in beiden Studien mit der Heparingabe erst mit zeitlicher Verzögerung zur Thrombolysetherapie begonnen. Schließlich muß bei Kenntnis des Resorptionsverhaltens von hochmolekularem Heparin aus dem subkutanen Fettgewebe (es werden lediglich zwischen 20 und 50% der Anti-IIa- bzw. Anti-Xa-Aktivität resorbiert) die Gabe von 25 000 IE Heparin s.c. als subtherapeutisch angesehen werden.

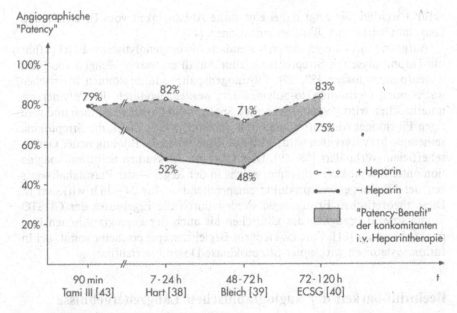

Abb. 2. Reokklusionsprävention durch i.v.-Heparin

Um die Frage der Notwendigkeit der begleitenden Heparintherapie bei den neuen, fibrinspezifischen Plasminogenaktivatoren (rt-PA und Pro-urokinase) zu erhellen, sind mehrere angiographisch kontrollierte Studien durchgeführt worden (Abb. 2). Während die initialen Offenheitsraten (90 min nach Therapiebeginn) – entgegen den Erwartungen aus den tierexperimentellen Untersuchungen – bei hochdosiertem rt-PA durch Heparin nicht beeinflußt wurden [54], zeigten die Offenheitsraten unter Pro-urokinase [55] und Urokinase präaktivierter Pro-urokinase [56] eine deutliche Abhängigkeit von einer ausreichenden begleitenden Antikoagulation. Bei letzteren Regimen könnte die insgesamt geringere verabreichte lytische Aktivität ebenso eine Rolle spielen wie die Empfindlichkeit der Pro-urokinase gegenüber Thrombin, unter dessen Einfluß sie einer Inaktivierungsspaltung unterliegt [57].

In drei unabhängigen, angiographisch kontrollierten Studien zur späten Offenheit der Infarkt-bezogenen Herzkranzgefäße (18–96 h nach Therapiebeginn) bei Patienten mit rt-PA-Therapie fand sich hingegen eine deutliche Abhängigkeit der Offenheitsraten von der begleitenden Heparintherapie. Zwischen dem 1. und 2. Tag nach der Thrombolysetherapie besteht dabei ein Unterschied der Offenheitsrate von ca. 30% (absolut) [38, 39], der sich dann jedoch mit zunehmendem Abstand von der therapeutischen Thrombolyse durch die Wirkung der sekundären Spontanthrombolyse wieder vermindert [40]. Da die initialen Offenheitsraten unter rt-PA in hoher Dosierung durch Heparin nicht, die späten Offenheitsraten jedoch signifikant verbessert werden, muß diese Heparinwirkung auf die Verhinderung von Thromboserezidiven zurückgeführt werden. Sie zeigt dabei eine hohe Abhängigkeit vom Erreichen anti-koagulant wirksamer Blutkonzentrationen [40].

Aufgrund ihres ausgeprägten systemisch fibrinogenolytischen Effekts führt die Thrombolyse mit Streptokinase zum Anfall exzessiver Mengen von Fibri-nogenspaltprodukten [58, 59]. Fibrinogenspaltprodukte können in frischen, wachsenden Gerinnseln co-polymerisiert werden, wodurch die Polymerkette unterbrochen wird [59, 60]. Bei hohen Spaltproduktkonzentrationen und nied-rigen Fibrinogenkonzentrationen (ein Zustand, wie er durch die Streptokina-setherapie hervorgerufen wird) wird auf diese Weise die Bildung neuer Gerinn-sel effizient verhindert [58, 59]. Dies führt zur wirksamen Selbstantikoagula-tion unter Streptokinasetherapie, welche in der Regel – der Plasmahalbwertsz-eit der Fibrinogenspaltprodukte entsprechend – für 24–36 h wirksam ist. Diese theoretischen Erwägungen werden durch die Ergebnisse der GUSTO-Studie sowohl bezüglich der klinischen als auch der angiographischen End-punkte bestätigt [61]. Eine i.v.-Heparin-Begleittherapie erscheint somit, bei In-fusion systemisch wirksamer Streptokinase-Dosen, verzichtbar.

Beeinflußbarkeit der angiographischen Langzeitergebnisse

Während die sekundäre Spontanfibrinolyse mit zunehmendem Abstand vom thrombotischen Ereignis wachsende Bedeutung gewinnt (wodurch beispiels-weise bei Infarktpatienten auch ohne Thrombolysetherapie ungefähr die Hälf-te der Infarktgefäße in einem Zeitraum von 4 Wochen spontan wiedereröffnet werden) treten auch im weiteren Verlauf noch Rezidivverschlüsse auf. Im Ge-gensatz zur Frühphase nach erfolgreicher Thrombolysetherapie (0–96 h nach Therapiebeginn), in der sich Heparin als außerordentlich wirksam erwiesen hat [38–40], werden diese späten Reverschlüsse durch alleinige Heparinthera-pie nicht ausreichend verhindert. Hingegen weist Aspirin in der Spätphase eine gute Wirksamkeit auf [38]. Im eigenen Krankengut ließ sich über den Zeitraum von 4 Wochen nach der erfolgreichen Thrombolysetherapie durch Kombinati-on beider Wirkprinzipien – Eingriff in die Gerinnungskaskade mittels Hepa-rin und Hemmung der Plättchenaktivierung mit Aspirin – die Rate an Rezi-divverschlüssen von 18,2 auf 8,6% senken.

Einfluß auf die Rate hämorrhagischer Komplikationen

Natürlich bleibt die Befürchtung bestehen, daß durch die Kombination zweier unterschiedlicher aggressiv gerinnungshemmender Therapieprinzipien die Ra-te hämorrhagischer Komplikationen unvertretbar ansteigt. Tatsächlich hat be-reits die subkutane Heparintherapie in Kombination mit einer niedrig dosier-ten Aspirintherapie in der ISIS-III-Studie [53] und der GISSI-II/Internationa-le-Studie [51, 52] die Zahl der Blutungsnebenwirkungen von 3,9 bzw. 5,0 auf 6,4 bzw. 9,3% ansteigen lassen. Dabei stieg die Anzahl transfusionsbedürftiger Blutungen von 0,8 bzw. 0,5% auf 1,1 bzw. 1,0% und bleibt somit vertretbar gering. Auch bei Kombination von i.v.-Heparin mit Streptokinase oder rt-PA in der GUSTO-Studie war die Gesamtzahl der Blutungen mit 6,3 bzw. 5,4% und die Anzahl der transfusionsbedürftigen Blutungen mit 0,5 bzw. 0,4% demgegenüber nicht erhöht [51, 52].

Wenngleich die initiale Heparintherapie beim Einsatz von Streptokinase insgesamt verzichtbar erscheint, entsteht den Patienten aus der Kombination der beiden gerinnungshemmenden Medikamente offensichtlich kein unvertretbarer Nachteil. Da die Rezidivverschlüsse nach Streptokinasetherapien insbesondere in der Phase zu befürchten sind, in der die Selbstantikoagulation durch die Fibrinogenspaltprodukte nachläßt, kann die überlappende Heparintherapie spätestens ab der 18. Stunde nur nachdrücklich empfohlen werden. Um therapeutischen Unsicherheiten bei den unterschiedlichen Therapieregimen mit den verschiedenen Thrombolytika vorzubeugen, empfiehlt sich u. E. auch bei Streptokinase der gleichzeitige Beginn von Thrombolyse und Antikoagulationstherapie.

Zukünftige Entwicklungen

Die Vorteile, die von der adjuvanten Antikoagulationstherapie hinsichtlich verbesserter Reperfusions- und verringerter Reokklusionsraten erwartet werden, haben zur Suche stärker wirksamerer Antikoagulanzien mit möglichst spezifischer, unilokulärer Wirkung im Gerinnungssystem geführt. Monoklonale Antikörper gegen Plättchenrezeptoren, welche die Thrombozytenaggregation wirksam verhindern können, befinden sich ebenso in der klinischen Erprobung wie die spezifischen Antithrombine Hirudin [62, 63], Hirulog [64, 65] und Argatroban [66]. Hohe Dosen des hoch wirksamen Antithrombins Hirudin in Kombination mit rt-PA oder Streptokinase haben jedoch in 2 voneinander unabhängigen Studien überraschender Weise die Zahl hämorrhagischer Insulte auf deutlich über 1% ansteigen lassen (mündliche Berichte von GUSTO II und TIMI IX). Wie effektiv die adjuvante Antikoagulation tatsächlich sein sollte, bedarf daher noch der Klärung in zukünftigen Studien.

Literatur

1. DeWood MA, Spores J, Nortske R, Mouser LT, Burroughs R, Golden MS, Lang HT (1980) Prevalence of total coronary occlusion during early hours of transmural myocardial infarction. N Engl J Med 303:897–902
2. Karsch KR, Hofmann M, Rentrop KP, Schaper W (1983) Thrombolysis in acute experimental myocardial infarction. JACC 1:427–435
3. Reimer KA, Lowe JE, Rasmussen MM, Jennings RB (1977) The wavefront phenomenon of ischemic cell death. I. Myocardial infarct size vs. duration of coronary occlusion in dogs. Circulation 56:786–794
4. Schaper J (1986) Ultrastructural aspects of ischemia and reperfusion in canine and human herats. In: Effert S, von Essen R, Hugenholtz PG, Uebis R, Verstraete M (eds) Facts and hopes in thrombolysis in acute myocardial infarction. Steinkopff, Darmstadt, pp 7–18

5. Kennedy JW, Ritchie JL, Davis KB, Fritz JK (1983) Western Washington randomized trial of intracoronary streptokinase in acute myocardial infarction. N Engl J Med 309:1477–1482

6. Schröder R, Biamino G, von Leitner ER, Brügemann T, Heitz J, Vöhringer HF, Weg-scheider K (1983) Intravenous shortterm infusion of streptokinase in acute myocardial infarction. Circulation 67:536–548

7. Rentrop KP, Blanke H, Karsch KR, Wiegand V, Köstering K, Oster H, Leitz K (1979) Acute myocardial infarction: intracoronary application of nitroglycerine and strepto-kinase in combination with transluminal recanalization. Clin Cardiol 2:354–363

8. O'Neill WW, Topol EJ, Pitt B (1988) Reperfusion therapy of acute myocardial infarc-tion. Prog Cardiovasc Dis 30:235–266

9. Agnelli G, Borm J, Cosmi B, Levi M, TenCate JW (1988) Effects of standard heparin and a low molecular weight heparin (Kabi 2165) on fibrinolysis. Thromb Haemostas 60:311–313

10. Marsh N (1990) Annotation: Does heparin stimulate fibrinolysis. Br J Haematol 76:163–167

11. Eisenberg PR (1992) Role of heparin in coronary thrombolysis. Chest 101:131–139

12. Klein P (1989) Plasma levels of t-PA: AG under standard heparin therapy. Thromb Res 56:649–653

13. Vinazzer H, Stemberger A, Haas S, Blümel G (1982) Influence of heparin; of different heparin fractions and of low molecular heparin-like substances on the mechanism of fibrinolysis. Thromb Res 27:341–352

14. Huber K, Resch I, Rosc D, Probst P, Kaindl F, Binder BR (1989) Heparin induced in-crease of t-PA antigen plasma levels in patients with unstable angina: no evidence for clinical benefit of heparinization during the initial phase of treatment. Thromb Res 55:779–789

15. Fareed J, Walenga M, Hoppensteadt DA, Messmore HL (1985) Studies on the profibri-nolytic actions of heparin and its fractions. Semin Thromb Hemostas 11:199–207

16. Schulmann S, Granqvist S, Wiman B, Lockner D (1985) Thrombolysis and fibrinolytic parameters during heparin treatment of deep vein thrombosis. Thromb Res 39:607–612

17. Ljungberg B, Beving H, Egberg N, Johnsson H, Vesterqvist O (1988) Immediate effects of heparin and lmw heparin on some platelet and endothelial derived factors. Thromb Res 51:209–217

18. Cercek B, Lew A, Hod H, Yano J, Reddy N, Ganz W (1986) Enhancement of thromboly-sis with tissue-type plasminogen activator by pretreatment with heparin. Circulation 74:583–587

19. Chanquia CJ, Fontcubarta J, Fabra A, Rutlant M (1988) Profibrinolytic activity associ-ated heparins on human umbilical vein endothelial cell cultures (HUVEC) in vitro. Fibrinolysis 2 (Suppl 1):134 (abstr)

20. Gulba DC, Fischer K, Reil G-H, Daniel WG, Lichtlen PR (1988) Potentiation of the thrombolytic efficacy of single-chain urokinase (pro-urokinase) by heparin. Thromb Haemostas 60:350–351

21. Tamao Y, Yamamoto T, Kikumoto R et al (1986) Effect of a selective thrombin inhibitor MCI-9038 on fibrinolysis in vitro and in vivo. Thromb Haemostas 56:28–34

22. Dosne AM, Bendetowicz AV, Kher A, Samama M (1988) Marked potentiation of plas-minogenolytic activity of pro-urokinase by unfractionated heparin and a low molecular-weight heparin. Thromb Res 51:627–630

23. Doutremepuich C, Gestreau J, Maury MO, Quilichini R, Boisseau MR, Toulemonde F, Vairel EG (1983) Experimental venous thrombosis in rats with heparin and a low molec-ular weight heparin fraction. Haemostasis 13:109–112

24. Gulba DC, Dechend R, Barthels M, Gallimore MJ, Claus G, Lichtlen PR (1991) The potentiative effect of heparin in thrombolytic therapy: no direct stimulation of the endo-genous fibrinolytic system. Thromb Haemostas 65:1297 (abstr)

25. Gulba DC, Dechend R, Barthels M, Gallimore MJ, Claus G, Lichtlen PR (1991) The po-tentiative effect of heparin in thrombolytic therapy: no indirect activation of the intrinsic fibrinolytic system via contact phase activation. Thromb Haemostas 65:1302 (abstr)

26. Eriksson E, Wollter IM, Christenson B, Stigendal L, Risberg B (1988) Heparin and fibrinolysis – comparison of subcutaneous administration of unfractionated and low molecular weight heparin. Thromb Haemostas 59:284–288
27. Arnesen H, Engebretsen LF, Ugland OM, Seljeflot I, Kierulf P (1987) Increased fibrinolytic activity after surgery induced by low dose heparin. Thromb Res 45:553–559
28. Gulba DC, Barthels M, Westhoff-Bleck M et al (1991) Increased thrombin levels during thrombolytic therapy in acute myocardial infarction. Relevance for the success of therapy. Circulation 83:937–944
29. Seitz R, Blanke H, Prätorius G, Strauer B-E, Egbring R (1988) Increased thrombin activity during thrombolysis. Thromb Haemostas 59:541–542
30. Eisenberg PR, Sherman LA, Schectman K, Perez J, Sobel BE, Jaffe AS (1985) Fibrinopeptide A: a marker of acute coronary thrombosis. Circulation 71:912–918
31. Eisenberg PR, Sherman LA, Jaffe AS (1987) Paradoxic elevation of fibrinopeptide A after streptokinase: evidence for continued thrombosis despite intensive fibrinolysis. JACC 10:527–529
32. Barthels M, Gulba D, Bohn U, Polensky U, Poliwoda H (1990) Effects of plasminogen activators on the coagulation system. Blut 60:154 (abstr)
33. Ewald GA, Eisenberg PR (1993) Increased procoagulant activity in response to fibrinolytic agents due to plasmin-mediated activation of the contact system. Thromb Haemostas 823 (abstr)
34. Lee CD, Mann KG (1989) Activation/inactivation of human factor V by plasmin. Blood 73:185–190
35. Hoffmeister HM, Jur M, Ruf M, Wendel HP, Heller W (1994) Streptokinasetherapie bei akutem Myocardinfarkt führt zur prolongierten Aktivierung des Kallikrein-Kininsystems. Z Kardiol 83 (Suppl 1):356
36. Gulba DC, Bode C, Topp J, Höpp H-W, Westhoff-Bleck M, Rafflenbeul W, Lichtlen PR (1990) Die Häufigkeit von Residualthromben nach erfolgreicher Thrombolysetherapie bei akutem Herzinfarkt und ihre Bedeutung für die Rate früher Reokklusionen. Ein Bericht der multizentrischen Dosisfindungsstudie zur Thrombolysetherapie mit Urokinase-präaktivierter natürlicher Prourokinase (TCL 598). Z Kardiol 79:279–285
37. Verheught FWA, Meijer A, Werter CJ (1991) Antithrombotics in the prevention of reocclusion in coronary thrombolysis: The APRICOT study. Vorträge gehalten anläßlich der 13. Jahrestagung der European Society of Cardiology, Amsterdam 18–22 August
38. Hsia J, Hamilton WP, Kleiman N, Roberts R, Chaitman BR, Ross AM, the Heparin-Aspirin Reperfusion Trial (HART) Investigators (1990) A comparison between heparin and low-dose aspirin as adjunctive therapy with tissue plasminogen activator for acute myocardial infarction. N Engl J Med 323:1433–1437
39. Bleich SD, Nichols TC, Schumacher RR, Cooke DH, Tate DA, Teichman SL (1990) Effect of heparin on coronary arterial patency after thrombolysis with tissue plasminogen activator in acute myocardial infarction. Am J Cardiol 66:1412–1417
40. DeBono DP, Simoons ML, Tijsen J et al (1992) Effect of early intravenous heparin on coronary patency, infarct size, and bleeding complications after alteplase thrombolysis: results of a randomized double blind European Cooperative Study Group trial. Br Heart J 67:122–128
41. Simoons ML, Arnold AER, Betriu A et al (1988) Thrombolysis with tissue plasminogen activator in acute myocardial infarction: no additional benefit from immediate percutaneous coronary angioplasty. Lancet I197–203
42. The TIMI Study Group (1989) Comparison of invasive and conservative strategies after treatment with intravenous tissue plasminogen activator in acute myocardial infarction. Results of the thrombolysis in myocardial infarction (TIMI) phase II trial. N Engl J Med 320:618–627
43. Topol EJ, Califf RM, Kereiakes DJ, George BS (1987) Thrombolysis and angioplasty in myocardial infarction (TAMI) trial. JACC 10 (Suppl B):65–74
44. Rapold HJ, Kuemmerli H, Weiss M, Baur H, Haeberli A (1989) Monitoring of fibrin generation during thrombolytic therapy of acute myocardial infarction with recombinant tissue-type plasminogen activator. Circulation 79:980–989

45. Sheehan FH, Braunwald E, Canner P et al (1987) The effect of intravenous thrombolytic therapy on left ventricular function: a report on tissue-type plasminogen activator and streptokinase from the thrombolysis in myocardial infarction (TIMI phase I) trial. Circulation 75:817–829

46. Verstraete M, Bernard R, Bory MD et al (1985) Randomised trial of intravenous recombinant tissue-type plasminogen activator versus streptokinase in acute myocardial infarction. Lancet I:842–847

47. Verstraete M, Bleifeld W, Brower RW et al (1985) Double-blind randomised trial of intravenous tissue-type plasminogen activator versus placebo in acute myocardial infarction. Lancet II:965–969

48. Neuhaus KL, Tebbe U, Gottwik M et al (1988) Intravenous recombinant tissue plasminogen activator (rt-PA) and urokinase in acute myocardial infarction: results of the German activator urokinase study (GAUS). JACC 12:581–587

49. Serruys PW, Simoons ML, de Feyter PJ et al (1985) Effect of intracoronary thrombolytic therapy on global and regional left ventricular function. A three year experience with randomization. Z Kardiol 74 (Suppl 6):117–127

50. Wilcox RG, Von der Lippe G, Olsson CG, Jensen G, Skene AM, Hampton JR, the ASSET Study Group (1988). Trial of tissue plasminogen activator for mortality reduction in acute myocardial infarction. Lancet II.525–530 (abstr)

51. Gruppo Italiano per la Studia della Sopravivenza nell'Infarto Miocardico (1990). GISSI-2: A factorial randomised trial of alteplase versus streptokinase and heparin versus no heparin among 12490 patients with acute myocardial infarction. Lancet 336:65–71

52. The International Study Group (1990) In-hospital mortality and clinical course of 20891 patients with suspected acute myocardial infarction randomised between alteplase and streptokinase with or without heparin. Lancet 336:71–75

53. ISIS-3 (Third International Study of Infarct Survival) Collaborative Group (1993) ISIS-3: a randomised comparison of streptokinase vs tissue plasminogen activator vs anistreplase and of aspirin plus heparin vs aspirin alone among 41299 cases of suspected acute infarction. Lancet 339:753–770

54. Topol EJ, George BS, Kereiakes DJ et al (1989) A randomized controlled trial of intravenous tissue plasminogen activator and early intravenous heparin in acute myocardial infarction. Circulation 79:281–286

55. Tebbe U, Maßberg I, Windeler J, Barth H, die LIMITS-Studiengruppe (1991) Einfluß von Heparin auf die thrombolytische Wirksamkeit von Saruplase beim akuten Myokardinfarkt. Z Kardiol 80 (Suppl 3):32 (abstr)

56. Gulba DC, Fischer K, Barthels M et al (1989) Potentiative effect of heparin in thrombolytic therapy of evolving myocardial infarction with natural pro-urokinase. Fibrinolysis 3:165–173

57. Ichinose A, Fujikawa K, Suyama T (1986) The activation of pro-urokinase by plasma kallikrein and its inactivation by thrombin. J Biol Chem 261:3486–3489

58. Barthels M, Gulba D, Engel MJ (1985) Systemic fibrinolysis as an effect of intracoronary thrombolysis. In: Davidson JF, Donati MB, Cocchieri S (eds) Progress in fibrinolysis VII. Churchill Livingstone, Edinburgh, pp 49–51

59. Marder VJ, Shulmann NR (1969) High molecular weight derivatives of human fibrinogen produced by plasmin. II. Mechanisms of their anticoagulant activity. J Biol Chem 244:2120–2124

60. Fletcher AP, Alkjaersig N, Sherry S, Genton E, Hirsh J, Bachmann F (1965) The development of urokinase as a thrombolytic agent: maintenance of a sustained thrombolytic state in man by its intravenous infusion. J Lab Clin Med 65:713–731

61. Andre F, Bergougnan L, Berry CN et al (1993) Investigators Brochure

62. Zoldhelyi P, Webster MWI, Fuster V et al (1993) Recombinant hirudin in patients with chronic, stable coronary artery disease. Circulation 88/5:2015–2022

63. van den Bos AA, Deckers JW, Heyndrickx G et al (1993) Safety and efficacy of recombinant hirudin (CGP 39393) versus heparin in patients with stable angina undergoing coronary angioplasty. Circulation 88/5:2058–2066

64. Sharma GVRK, Lapsley D, Vita JA, Sharma S, Coccio E, Adelman B, Loscalzo J (1993) Usefulness and tolerability of hirulog, a direct thrombin-inhibitor, in unstable angina pectoris. Am J Cardiol 72:1357–1360
65. Lidón R-M, Théroux P, Juneau M, Adelman B, Maraganore J (1993) Initial experience with a direct antithrombin, hirulog, in unstable angina. Circulation 88/4:1495–1501
66. Andre F, Bergougnan L, Berry CN et al (1993) Pilot study comparing the safety and efficacy of argatroban and heparin during percutaneous transluminal coronary angioplasty. Investigators Brochure

Teil III.
Langzeitantikoagulation bei einzelnen Krankheitsbildern

Langzeittherapie mit Antikoagulanzien und Thrombozytenaggregationshemmern bei koronarer Herzkrankheit

W. Terres und T. Meinertz

Zusammenfassung

Die akuten Komplikationen der koronaren Herzkrankheit (KHK) sind meist auf thrombotische Prozesse zurückzuführen. Eine Langzeittherapie mit Antikoagulanzien und Thrombozytenaggregationshemmern zielt überwiegend auf eine Verhinderung dieser akuten thrombotischen Komplikationen. Während Antikoagulanzien und Thrombozytenaggregationshemmer zur Primärprävention des akuten Myokardinfarkts eher umstritten sind, haben sie einen festen Stellenwert in der Sekundärprävention. So konnte mit Acetylsalicylsäure bei manifester KHK und mit Acetylsalicylsäure und Antikoagulanzien nach Infarkt eine signifikante Reduktion der Häufigkeit von Todesfällen und Reinfarkten erreicht werden. Auch nach aortokoronarer Bypassoperation erwiesen sich beide Wirkprinzipien als effektiv. Besondere Indikationen für eine Antikoagulation ergeben sich darüber hinaus bei eingeschränkter linksventrikulärer Funktion und bei Aneurysmabildung nach Infarkt. Eine Kombination von Antikoagulanzien und Aggregationshemmern kann nach Stentimplantation und zur Verhütung von Akutkomplikationen bei der Koronarangioplastie sinnvoll sein. Während sich die Zahl derjenigen klinischen Studien ständig erhöht, die die Wirksamkeit einer niedrigen Dosierung von Acetylsalicylsäure (ASS ≤ 100 mg/Tag) unterstreichen, muß die Bedeutung der niedrig dosierten Therapie mit Antikoagulanzien für das Indikationsgebiet der KHK als noch überwiegend ungeklärt angesehen werden.

Einleitung

Die KHK ist die häufigste Todesursache in den Ländern westlicher Zivilisation. Sie ist hier für etwa 1/3 aller Todesfälle verantwortlich. Bei der Entwicklung der KHK muß ein chronisches Stadium von den akuten Komplikationen der Erkrankung unterschieden werden. Akute Komplikationen der koronaren Arteriosklerose sind insbesondere dann zu erwarten, wenn ein arteriosklerotischer Plaque einen relativ großen Anteil „weicher" Bestandteile wie Cholesterin oder Zellnekrosen aufweist. Eine Ruptur des Plaque kann dann dort auftreten, wo das fließende Blut auf eine relativ dünne Stelle in der das weiche Material überziehenden Kappe aus Bindegewebe trifft. Durch Ruptur des Plaque kommt es zur massiven Exposition subendothelialen Gewebes mit konsekutiver maximaler Aktivierung von Thrombozyten und Gerinnung. Die lokale Thrombusbildung ist der Prozeß, der dann in der Regel zum Verschluß des Herzkranzgefäßes und zum Myokardinfarkt führt.

Die Therapie mit Antikoagulanzien und Thrombozytenaggregationshemmern hat im wesentlichen die Verhinderung der akuten Komplikationen der KHK zum Ziel. Im folgenden sollen die verschiedenen Indikationsgebiete und einige differentialtherapeutische Aspekte dargelegt werden.

Primärprävention

Zur Primärprävention der KHK und des akuten Myokardinfarkts mit Acetylsalicylsäure liegen 2 große randomisierte Studien vor. In der „Physicians Health Study" wurden 22071 gesunde amerikanische Ärzte über im Mittel 5 Jahre entweder mit ASS 325 mg jeden 2. Tag oder mit Placebo behandelt [27]. Nach dieser Zeit kam es mit ASS zu einer signifikanten Abnahme der tödlichen und nichttödlichen Herzinfarkte um 47%. Die Zahl der kardiovaskulären Todesfälle insgesamt war jedoch, u. a. wegen einer Zunahme der tödlichen Schlaganfälle und der plötzlichen Todesfälle, in beiden Behandlungsgruppen gleich.

Die 2. Studie randomisierte 5139 britische Ärzte, die über 6 Jahre entweder Placebo oder 500 mg ASS täglich erhielten [19]. Nach dieser Zeit ergab sich in beiden Gruppen kein Unterschied in der Häufigkeit kardiovaskulärer Todesfälle, oder nichttödlicher Herzinfarkte oder Schlaganfälle.

Aus beiden Studien läßt sich der Schluß ziehen, daß es z. Z. keine Indikation für eine Primärprophylaxe der KHK mit ASS gibt. Studien mit Antikoagulanzien zur Primärprävention liegen bislang nicht vor.

Sekundärprävention

Zahlreiche randomisierte Studien untersuchten Ende der 70er und Anfang bis Mitte der 80er Jahre den Einfluß einer Therapie mit Thrombozytenaggregationshemmern in hoher Dosierung (≥ 300 mg/Tag) auf die Häufigkeit kardiovaskulärer Ereignisse nach einem ersten Myokardinfarkt [1]. Dabei konnte für ASS in Dosierungen bis 1500 mg täglich, allein und kombiniert mit Dipyridamol, eine ca. 25%ige Senkung der Häufigkeit kardiovaskulärer Ereignisse nachgewiesen werden. Ähnlich waren auch die Ergebnisse mit dem Thrombozytenaggregationshemmer Sulfinpyrazon, der im Gegensatz zu ASS jedoch 4mal täglich eingenommen werden muß (Tabelle 1).

Eine Studie aus Cottbus an 701 Postinfarktpatienten konnte erstmals zeigen, daß eine Dosis von 30 mg ASS täglich in der Sekundärprävention der Gabe von 1000 mg zumindest gleichwertig, möglicherweise sogar überlegen ist. In dieser Untersuchung lag die Gesamtmortalität über 2 Jahre mit 30 mg ASS täglich um 35% niedriger als mit 1000 mg (nicht signifikant), die Häufigkeit

Tabelle 1. Untersuchungen zum Einsatz von hochdosierter ASS (≥ 300 mg) oder von Sulfinpyrazon in der Sekundärprävention des akuten Myokardinfarkts

Studie	Anzahl Patienten	Therapie	Therapie-dauer [Jahre]	Kardiovask. Ereign. vs. Placebo [%]
Elwood 1974	1239	ASS 300 mg	1	− 7,5
Coronary Drug Proj. 1976	1529	ASS 972 mg	2	− 9,7
Elwood 1979	1682	ASS 900 mg	1	− 27,3
AMIS 1980	4524	ASS 1000 mg	3	− 22
Breddin 1980	626	ASS 1500 mg	2	− 5,6
PARIS I 1980	2026	ASS 972 mg od. ASS 975 mg + Dipyridamol	3 − 4	− 16,9
Vogel 1981	1340	ASS 1500 mg	2	− 25,2*
PARIS II (Klimt 1986)	3128	ASS 972 mg + Dipyridamol	2	− 29,9*
Anturane Reinfarction Trial 1980	1620	Sulfinpyrazon 800 mg	1,3	− 17,3*
Anturane Reinfarction Italian Study 1982	727	Sulfinpyrazon 800 mg	1,7	− 9,7*
Alle Studien	18441			− 25 (p < 0,0001)

*p < 0,05 vs. Placebo

Tabelle 2. Niedrig dosierte ASS in der Sekundärprävention des Myokardinfarkts

Studie	Anzahl Patienten	ASS-Dosis [mg]	Therapiedauer [Jahre]	Ergebnis
Förster 1988	701	50 mg	2	Im Vergleich zu 1000 mg − 35% Mortalität (n.s.) − 58% Reinfarkte (p < 0,01)
Ishikawa 1992	1818	50 mg + Dipyridamol 150 mg oder Ticlopidin 200 mg	?	− 43% kardiovaskuläre Ereignisse (p < 0,01)

von Reinfarkten sogar um 58% (p < 0,01) [9]. In einer bisher nur in Abstraktform publizierten japanischen Studie an 1818 Patienten fand sich mit 50 mg ASS in Kombination mit Dipyridamol oder Ticlopidin eine signifikante Abnahme kardiovaskulärer Ereignisse nach Infarkt (Tabelle 2) [15]. Eine schwedische Studie an Patienten mit Angina pectoris ohne vorangegangenen Myokardinfarkt fand darüber hinaus mit 75 mg ASS täglich im Vergleich zu Placebo ebenfalls eine deutliche Abnahme der kardiovaskulären Ereignisse [16].

Im Vergleich zu Placebo konnte auch für orale Antikoagulanzien nach Infarkt eine Senkung von Mortalität und Reinfarktrate nachgewiesen werden.

Tabelle 3. Antikoagulanzien in der Sekundärprävention des Myokardinfarkts

Studie	Anzahl Patienten	INR	Therapiedauer [Jahre]	Mortalität [%]	Reinfarkte [%]
Sixty Plus 1980	878	2,7 – 4,5	2	– 43*	– 64*
Smith 1990	1214	2,8 – 4,8	3	– 24*	– 34*

*p < 0,05 vs. Placebo

Die Sixty-Plus-Reinfarkt-Studie beobachtete unter hochdosierter Antikoagulation eine signifikante Senkung von Gesamtmortalität und Reinfarkthäufigkeit während der ersten 2 Jahre nach Infarkt [25]. Auch Smith et al. berichteten bei einer mittleren Beobachtungsdauer von 3 Jahren unter hochdosierter Antikoagulation eine Senkung der Mortalität, sowie der Häufigkeit nicht tödlicher Herzinfarkte (Tabelle 3) [26]. Im direkten Vergleich mit hochdosierter ASS erwies sich die orale Antikoagulation in einer Studie als gleichwertig in der Sekundärprävention nach Infarkt [8], in einer zweiten der ASS unterlegen [4].

Zusammenfassend läßt sich feststellen, daß zur Verhinderung von Reinfarkt und Tod nach einem ersten Myokardinfarkt ASS und orale Antikoagulanzien als wirksam anzusehen sind. Das günstigste Nutzen-Risiko-Verhältnis scheint dabei bei der niedrig dosierten ASS zu bestehen.

Prophylaxe linksventrikulärer Thromben

Bei etwa 1/3 der Patienten mit transmuralem Vorderwandinfarkt ist mit der Ausbildung eines echokardiographisch nachweisbaren linksventrikulären Thrombus zu rechnen. Im Gegensatz dazu liegt die Häufigkeit von Thromben im linken Ventrikel nach Hinterwandinfarkt oder nicht-transmuralem Infarkt unter 5%. Die Wahrscheinlichkeit für einen linksventrikulären Thrombus ist besonders hoch bei einer ausgedehnten Akinesie oder Dyskinesie. Mehr als die Hälfte der linksventrikulären Thromben bilden sich innerhalb der ersten 48 h nach Infarkt. Eine besonders späte Thrombusentwicklung 3 Wochen nach Infarkt oder später sieht man v. a. bei Patienten mit eingeschränkter systolischer Funktion des linken Ventrikels. Das Hauptrisiko linksventrikulärer Thromben besteht in einer systemischen Embolisierung und ist besonders hoch, wenn die Thromben in das Ventrikelkavum hineinragen und bei mobilen Thromben [7]. Zur Verhinderung der Entwicklung eines intrakavitären linksventrikulären Thrombus eignet sich in den frühen Phasen des Infarkts v. a. Heparin in hoher Dosierung. In der einzigen vorliegenden randomisierten Studie konnte bei Patienten mit akutem Vorderwandinfarkt durch eine subkutane Gabe von 2mal 12500 Einheiten Calciumheparin gegenüber Placebo die Häufigkeit linksventrikulärer Thromben signifikant von 37 auf 18% gesenkt werden [21]. Die ASS erwies sich in der frühen Infarktphase als wirkungslos zur Verhinderung linksventrikulärer Thromben [10].

Für die chronische Phase nach Infarkt konnte gezeigt werden, daß es unter einer Gabe von oralen Antikoagulanzien häufiger, nämlich in 70% der Fälle gegenüber 12% unter Placebo, nach 3 Monaten zur Auflösung eines echokardiographisch nachweisbaren linksventrikulären Thrombus kam [30].

Zur Prophylaxe intrakavitärer linksventrikulärer Thromben wird daher bei transmuralem Vorderwandinfarkt eine Initialbehandlung mit hoch dosiertem Heparin empfohlen, an die sich eine chronische Antikoagulanzientherapie anschließen sollte. Obwohl randomisierte Studien hierzu bislang fehlen, sollten aus unserer Sicht Patienten mit ausgedehnten Akinesien oder Dyskinesien oder erheblich eingeschränkter linksventrikulärer Funktion (Ejektionsfraktion ≤ 30%) wegen ihres deutlich erhöhten Embolierisikos ebenfalls antikoaguliert werden.

Prophylaxe von Verschlüssen aortokoronarer Bypasses

Schon zu Beginn der 80er Jahre konnte gezeigt werden, daß ASS in hoher Dosierung und in Kombination mit Dipyridamol zu einer Senkung der Verschlußrate aortokoronarer Venenbypasses führt [5, 6]. Im weiteren Verlauf erwies sich dann die zusätzliche Gabe von Dipyridamol als nicht erforderlich [11, 31]. Auch waren niedrigere ASS-Dosierungen bis 100 mg täglich im Vergleich zu Placebo wirksam [18]. Insgesamt ist von einer Reduktion der Bypassverschlußrate durch ASS um etwa die Hälfte während des ersten Jahres auszugehen. Für die Wirksamkeit der Therapie war es wichtig, daß sie frühestmöglich begonnen wurde. Als optimal erwies sich dabei im randomisierten Vergleich ein Therapiebeginn etwa 6 h postoperativ. Die hierbei beobachtete Bypassverschlußrate war ähnlich wie bei präoperativem Beginn der Behandlung, während sich der perioperative Blutverlust als signifikant niedriger erwies [12].

Auch andere Thrombozytenaggregationshemmer als ASS erwiesen sich im Vergleich zu Placebo als wirksam bei der Senkung der Bypassverschlußrate: So führte Sulfinpyrazon bei einer Dosis von 800 mg täglich zu einer signifikanten Senkung der frühpostoperativen Bypassverschlußrate [2]. Der neue Thrombozytenaggregationshemmer Triflusal, der neben einer Hemmung der thrombozytären Zyklooxygenase auch die Phosphodiesterase der Plättchen hemmt, führte im Vergleich zu Placebo zu einer Senkung der Halbjahresbypassverschlußrate [14]. Auch Ticlopidin, das über Metabolite überwiegend eine Hemmung der ADP-induzierten Thrombozytenaktivierung bewirkt, erwies sich nach 10 Tagen, sowie 6 und 12 Monaten wirksam bei der Verhinderung des Bypassverschlusses [17].

Bei Vergleich selbst niedrigster Dosierungen von ASS (50 mg) mit Antikoagulanzien in hoher Dosierung (angestrebter INR-Wert 2,8–4,8) ergaben sich keine Unterschiede hinsichtlich der beobachteten Bypassverschlußraten [31], oder der Häufigkeit klinischer Ereignisse [20, 31]. Im Gegensatz dazu fand sich unter Antikoagulation jedoch eine Tendenz zu einer erhöhten Häufigkeit schwerer Blutungskomplikationen (Tabelle 4).

Aus dem Gesagten läßt sich zusammenfassend feststellen, daß zur Prävention von Verschlüssen aortokoronarer Bypasses ASS in niedriger Dosierung bis

Tabelle 4. Bypassverschlußraten und Blutungskomplikationen unter ASS 50 mg, ASS plus Dipyridamol und oralen Antikoagulanzien (n = 948) [31]. Keine signifikanten Unterschiede zwischen den Behandlungsgruppen

	ASS 50 mg	ASS 50 mg + Dipyridamol 400 mg	Antikoagulanzien
Bypassverschlußrate [%]	14,7	11,0	13,3
Schwere Blutungen [%]	5,2	6,8	8,1

50 mg täglich als Therapie der Wahl anzusehen ist. Wesentlich ist ein Beginn der Therapie früh, d. h. etwa 6 h postoperativ. Die günstige Wirkung der Behandlung ist für einen Zeitraum von 1 Jahr nach Operation zweifelsfrei belegt. Eine Therapie über diesen Zeitraum hinaus erscheint auch unter sekundärpräventiven Gesichtspunkten sinnvoll.

Therapie nach PTCA

Sowohl für Heparin als auch für Thrombozytenaggregationshemmer wurde eine Reduktion der Häufigkeit akuter Gefäßverschlüsse bei PTCA nachgewiesen. Da dieser Effekt additiv ist, wird z. Z. vor PTCA die kombinierte Gabe beider Medikamente empfohlen. Im Gegensatz dazu waren sowohl Antikoagulanzien als auch Thrombozytenaggregationshemmer wirkungslos bei der Verhinderung einer Restenosierung nach primär erfolgreicher PTCA [23, 29]. Auch erwies sich das Ausmaß der individuellen Hemmung der Thrombozytenfunktion durch ASS als bedeutungslos für Auftreten und Ausmaß einer Restenosierung [28].

Prophylaxe von Stentthrombosierungen

Die z. Z. für eine intrakoronare Applikation verfügbaren Stents bestehen entweder aus Stahl (z. B. Palmaz-Schatz™-Stent, Wallstent™) oder Tantal (z. B. Strecker™-Stent). Beide Materialien erwiesen sich in experimentellen Untersuchungen [3] als hoch thrombogen. In größeren klinischen Serien lag die Häufigkeit von Stentokklusionen innerhalb der ersten 2 Wochen bei bis zu 20% [24]. Zur Verhinderung einer akuten oder subakuten Stentokklusion erwiesen sich sowohl die alleinige Gabe von Antikoagulanzien als auch von Thrombozytenaggregationshemmern als nicht ausreichend wirksam. Unter einer kombinierten Behandlung mit ASS 325 mg täglich, Dipyridamol 3mal 75 mg und Antikoagulanzien ließ sich jedoch eine Reduktion der Häufigkeit von Stentokklusionen bis unter 1% innerhalb der ersten 14 Tage erreichen [22].

Nach aktuellem Kenntnisstand wird daher empfohlen, für die ersten 3 Monate nach Stentimplantation eine kombinierte Therapie mit Antikoagulanzien und Thrombozytenaggregationshemmern durchzuführen. Möglicherweise wird es in Zukunft gelingen, durch Risikostratifizierung einem Teil der Patienten, z. B. denjenigen mit elektiver Stentimplantation und Implantation besonders großer Stents (≥ 4 mm), die nicht risikolose kombinierte antithrombotische Therapie zu ersparen. Bei der Mehrzahl der Patienten kann nach komplikationslosem Verlauf nach etwa 3 Monaten eine Umstellung auf eine Monotherapie mit einem Thrombozytenaggregationshemmer erfolgen.

Absetzen von Antikoagulanzien

Nach abruptem Absetzen von oralen Antikoagulanzien nach Infarkt wurden vermehrte thromboembolische Komplikationen beschrieben. Diese sind wahrscheinlich darauf zurückzuführen, daß es innerhalb der ersten 4 Tage zu einem schnelleren Anstieg der koagulatorisch wirksamen Gerinnungsfaktoren (v. a. VII und IX) kommt, während die antikoagulatorischen Faktoren Protein C und Protein S erst verzögert ansteigen [13]. Zur Verhinderung solcher Komplikationen wird deshalb ein langsames Absetzen der oralen Antikoagulanzien oder ein Absetzen unter Heparinschutz empfohlen.

Literatur

1. Antiplatelet Trialists Collaboration (1988) Secondary prevention of vascular disease by prolonged antiplatelet treatment. Br Med J 296:320–331
2. Baur HR, VanTassel RA, Pierach CA, Gobel FL (1982) Effects of sulfinpyrazone on early graft closure after myocardial revascularization. Am J Cardiol 49:420–424
3. Beythien C, Hamm CW, Terres W, Kupper W (1992) In vitro model to test the thrombogenicity of coronary stents. J Am Coll Cardiol 19:294
4. Breddin K, Loew D, Lechner K, Überla K, Walter E (1979) Secondary prevention of myocardial infarction. Comparison of acetylsalicylic acid, phenprocoumon and placebo. A multicenter two-year prospective study. Thromb Haemostas 41:225–236
5. Chesebro JH, Clements IP, Fuster V et al (1982) A platelet-inhibitor-drug trial in coronary-artery bypass operations. Benefit of perioperative dipyridamole and aspirin therapy on early postoperative vein-graft patency. N Engl J Med 307:73–78
6. Chesebro JH, Fuster V, Elveback LR et al (1984) Effect of dipyridamole and aspirin on late vein-graft patency after coronary bypass operations. N Engl J Med 310:209–214
7. Cregler LL (1992) Antithrombotic therapy in left ventricular thrombosis and systemic embolism. Am Heart J 123:1110–1114
8. E.P.S.I.M. Research Group (1982) A controlled comparison of aspirin and oral anticoagulants in prevention of death after myocardial infarction. N Engl J Med 307:701–708
9. Föster W, Hoffmann W (1988) Superior prevention of reinfarction by 30 mg/d aspirin compared with 1000 mg/d: results of a two years follow-up study in Cottbus. Biomed Biochim Acta 47:248–251
10. Funke Küpper A, Verheugt FWA, Peels CH, Galema TW, den Hollander W, Roos JP (1989) Effect of low dose acetylsalicylic acid on the frequency and hematologic activity of left ventricular thrombus in anterior wall acute myocardial infarction. Am J Cardiol 63:917–920
11. Goldman S, Copeland J, Moritz T et al (1988) Improvement in early saphenous vein graft patency after coronary artery bypass surgery with antiplatelet therapy: results of a Veterans Administration cooperative study. Circulation 77:1324–1332

12. Goldman S, Copeland J, Moritz T et al (1991) Starting aspirin therapy after operation. Effects on early graft patency. Circulation 84:520–526
13. Grip L, Blombäck M, Schulman S (1991) Hypercoagulable state and thromboembolism following warfarin withdrawal in post-myocardial-infarction patients. Eur Heart J 12:1225–1233
14. Guiteras P, Altimiras J, Aris A et al (1989) Prevention of aortocoronary vein-graft attition with low-dose aspirin and triflusal, both associated with dipyridamole: a randomized, double-blind, placebo-controlled trial. Eur Heart J 10:159–167
15. Ishikawa K, Kanamasa K, Ogawa I et al (1992) Aspirin 50 mg per day combined with either dipyridamole or ticlopidine is effective to prevent recurrent myocardial infarction. Circulation 86:I-643
16. Juul-Möller S, Edvardsson N, for the SAPAT group (1992) Swedish Angina Pectoris Aspirin Trial (SAPAT): Primary prevention of myocardial infarction in patients with stable angina pectoris. Circulation 86:I-535
17. Limet R, David J-L, Magotteaux P, Larock M-P, Rigo P (1987) Prevention of aorta-coronary bypass graft occlusion. Beneficial effect of ticlopidine on early and late patency rates of venous coronary bypass grafts: A double-blind study. J Thorac Cardiovasc Surg 94:773–783
18. Lorenz RL, von Sckacky C, Weber M et al (1984) Improved aortocoronary bypass patency by low-dose aspirin (100 mg daily). Effects on platelet aggregation and thromboxane formation. Lancet I:1261–1264
19. Peto R, Gray R, Collins R et al (1988) Randomised trial of prophylactic daily aspirin in British male doctors. Br Med J 296:313–316
20. Pfisterer M, Burkart F, Jockers G et al (1989) Trial of low-dose aspirin plus dipyridamole versus anticoagulants for prevention of aortocoronary vein graft occlusion. Lancet II:1–7
21. SCATI (Studio Sulla Calciparina Nell'Angina e Nella Thrombosi Ventricolare Nell'Infarto) Group (1989) Randomized controlled trial of subcutaneous calcium-heparin in acute myocardial infarction. Lancet II:182–186
22. Schatz RA, Baim DS, Leon M et al (1991) Clinical experience with the Palmaz-Schatz coronary stent. Initial results of a multicenter study. Circulation 83:148–161
23. Schwartz L, Bourassa MG, Lespérance J et al (1988) Aspirin and dipyridamole in the prevention of restenosis after percutaneous transluminal coronary angioplasty. N Engl J Med 318:1714–1719
24. Serruys PW, Strauss BH, Beatt KJ et al (1991) Angiographic follow-up after placement of self-expanding coronary artery stent. N Engl J Med 324:13–17
25. Sixty Plus Reinfarction Study Research Group (1980) A double-blind trial to assess long-term oral anticoagulant therapy in elderly patients after myocardial infarction. Lancet II:989–994
26. Smith P, Arnesen H, Holme I (1990) The effect of warfarin on mortality and reinfarction after myocardial infarction. N Engl J Med 323:147–152
27. Steering Committee of the Physicians' Health Study Research Group (1988) Preliminary report: Findings from the aspirin component of the ongoing Physicians' Health Study. N Engl J Med 318:262–264
28. Terres W, Hamm CW, Ruchelka A, Weilepp A, Kupper W (1992) Residual platelet function under acetylsalicylic acid and the risk of restenosis after coronary angioplasty. J Cardiovasc Pharmacol 19:190–193
29. Thornton MA, Gruentzig AR, Hollman J, King SB III, Douglas JS (1984) Coumadin and aspirin in prevention of recurrence after transluminal coronary angioplasty: a randomized study. Circulation 69:721–727
30. Tramarin R, Pozzoli M, Febo O et al (1986) Two-dimensional echocardiographic assessment of anticoagulant therapy in left ventricular thrombosis early after acute myocardial infarction. Eur Heart J 7:482–492
31. Van der Meer J, Hillege HL, Kootstra GJ et al for the CABADAS research group of the Interuniversity Cardiology Institute of the Netherlands (1993) Prevention of one-year vein-graft occlusion after aortocoronary-bypass surgery: a comparison of low-dose aspirin, low-dose aspirin and dipyridamole, and oral anticoagulants. Lancet 342:257–264

Gerinnungshemmende Behandlung des chronischen Vorhofflimmerns

R. Zimmermann

Zusammenfassung

Klinische Studien haben gezeigt, daß bei Patienten mit chronischem Vorhofflimmern ohne Herzklappenfehler in Abhängigkeit von weiteren prädisponierenden Faktoren das Risiko arterieller Embolien auf eine Rate von bis zu 18%/Jahr steigen kann. Wegweisend sind echokardiographische Kriterien. Als klinische Faktoren gelten die Herzinsuffizienz, arterielle Hypertonie und Thromboembolieanamnese als prädisponierend. Bei Patienten mit mäßigem Risiko für thromboembolische Komplikationen kann Aspirin in einer Dosierung von ca. 325 mg täglich eingesetzt werden. In geringerer Dosierung und bei Patienten mit einem Alter von über 75 Jahren ist Aspirin dagegen wirkungslos. Bei Patienten mit einem höheren Thromboembolierisiko sollte eine orale Antikoagulation erfolgen, sofern keine Kontraindikationen für eine solche Behandlung vorliegen. Die Low-dose-Antikoagulation ist nach ersten Untersuchungen der traditionellen Cumarin-Behandlung wahrscheinlich als gleichwertig zu bezeichnen. Bei Patienten mit hohem Thromboembolierisiko sollte aber in jedem Fall wie bisher im traditionellen Bereich antikoaguliert werden. Bei Patienten ohne Hinweise auf eine strukturelle Herzerkrankung (lown fibrillation) und normal großem linken Vorhof kann auf eine gerinnungshemmende Behandlung verzichtet werden.

Einleitung

Das Vorhofflimmern stellt nach der Extrasystolie die häufigste Herzrhythmusstörung dar und ist gekennzeichnet durch den Verlust jeglicher koordinierter elektrischer Aktivität in den Vorhöfen [7]. Die Kontraktion des Vorhofs erfolgt fragmentär und ist hämodynamisch unwirksam. Damit ist die Weiterleitung der Erregung auf die Kammern im AV-Knoten gestört. Das Vorhofflimmern ist häufiger ein Symptom als eine eigenständige Erkrankung. Deshalb steht die Abklärung der Ätiologie und deren Behandlungsmöglichkeiten zunächst im Vordergrund. Der vorliegende Artikel befaßt sich mit den Möglichkeiten der gerinnungshemmenden Behandlung des Vorhofflimmerns. Er bezieht sich dabei ausschließlich auf Patienten ohne Herzklappenfehler.

Vorhofflimmern findet sich bei 0,4% aller Erwachsenen. Die Häufigkeit nimmt mit dem Alter zu und erreicht für die Gruppe der über 60jährigen 2–4% und beträgt 9% bei den 80–89 Jahre alten Personen [13]. Ätiologisch sind kardiale Ursachen von extrakardialen Problemen zu unterscheiden. Die wichtigsten Ursachen sind:

- 5–20% keine Ursache
- Junge Personen:
  Adipositas, leichte arterielle Hypertonie, Alkoholismus
- Sick-sinus-Syndrom
- Familiäres Vorhofflimmern
- Kardiale Ursachen:
  Herzklappenerkrankungen, CHK, WPW-Syndrom, Myopathien
- Extrakardiale Ursachen:
  Hyperthyreose, Infektionen, Lungenembolie, Thoraxoperationen.

Dabei stehen die kardialen Ursachen, wie z. B. Herzklappenerkrankungen, im Vordergrund. Bei 5–20% der Personen ist keine Ursache des Vorhofflimmerns zu erkennen. Bei jungen Personen liegt oft eine Übergewichtigkeit, leichte arterielle Hypertonie oder Alkoholismus zugrunde. Ferner tritt Vorhofflimmern im Rahmen eines Sick-Sinus-Syndroms oder als familiäres Vorhofflimmern auf.

Das Fehlen der Vorhofkontraktion bedeutet den Verlust des aktiven Anteils der Kammerfüllung, der bei Sinusrhythmus bis zu 25% ausmachen kann. Aus hämodynamischer Sicht ist daher möglichst eine Kardioversion anzustreben. Bei chronischem Vorhofflimmern nimmt mit zunehmender Dauer die Größe des linken Vorhofs zu. Im Verlauf von Monaten nach Kardioversion kann diese bei Sinusrhythmus wiederum abnehmen. Bei chronischem Vorhofflimmern besteht das Risiko einer Thrombenbildung in den Vorhöfen, insbesondere bei schlechter Entleerung der Vorhöfe, wie dies z. B. bei Mitralklappenfehlern der Fall ist. Aber auch bei Patienten ohne Herzklappenfehler ist bei chronischem Vorhofflimmern mit einem erhöhten Thromboembolierisiko zu rechnen [9, 13].

In den letzten Jahren ist eine Vielzahl von Studien zur Senkung des Thromboembolierisikos und der Schlaganfallinzidenz bei Patienten mit chronischem Vorhofflimmern durchgeführt worden. Dabei kamen orale Antikoagulanzien und Thrombozytenfunktionshemmer zum Einsatz. Die Ergebnisse legen ein differenziertes therapeutisches Vorgehen nahe. Im folgenden sollen daher die Ergebnisse der einzelnen Studien besprochen und Vorschläge für ein differentialtherapeutisches Vorgehen gemacht werden.

Risikokonstellation für ein erhöhtes Schlaganfallrisiko

Eine der größten Studien zur Evaluierung des Schlaganfallrisikos und der therapeutischen Wirksamkeit von gerinnungshemmenden Substanzen bei Patienten mit chronischem Vorhofflimmern (ohne Herzklappenfehler) war die

„Stroke-prevention-in-atrial-fibrillation"-Studie. In dieser Studie wurden 1330 Patienten mit chronischem Vorhofflimmern, aber ohne Herzklappenfehler, prospektiv aufgenommen. Sofern keine Kontraindikationen bestanden, wurden die Patienten einer Behandlung mit Warfarin, Aspirin oder Placebo zugeteilt. Die Studie wurde in den Jahren 1987–1989 in den USA multizentrisch durchgeführt. Die Beobachtungsdauer pro Patient betrug durchschnittlich 1,3 Jahre [10, 11].

In einem ersten Teil der Studie wurden die Patienten auf die Risikokonstellation für die Inzidenz zerebraler Embolien mittels Stratifizierung untersucht. Die Ergebnisse dieser Analysen wurden an 586 Patienten gewonnen, die nicht gerinnungshemmend behandelt worden waren. Dabei konnten 3 Risikofaktoren als von klinischer Relevanz festgelegt werden (Tabelle 1). Das relative Risiko nahm bei Patienten mit einer Hypertonieanamnese um das 2,2fache, bei bereits stattgehabter arterieller Embolie um das 2,1fache und bei Patienten mit kürzlicher Herzinsuffizienz um das 2,6fache statistisch signifikant zu. Eine Korrelation mit dem Alter ergab sich aber erstaunlicherweise nicht.

Die Häufigkeit zerebraler Embolien nahm in Abhängigkeit von den vorhandenen 3 Risikofaktoren deutlich zu. Lag keiner der 3 genannten Risikofaktoren (Herzinsuffizienz, arterielle Hypertonie, Thromboembolieanamnese) vor, so lag die Embolierate pro Jahr bei 2,5%. Lag einer der 3 Risikofaktoren vor, nahm die Embolierate auf 7,2 und bei 2 oder 3 der klinischen Faktoren sogar auf 17,6%/Jahr zu. Bei Patienten ohne Vorliegen dieser 3 Faktoren und gleichzeitigem Fehlen eines Diabetes mellitus betrug die Emboliefrequenz lediglich 1,4%/Jahr.

In gleicher Weise wurde das Schlaganfallrisiko in Beziehung zu echokardiographischen Kriterien gesetzt. Bei allen Patienten der Placebogruppe erfolgte die Messung des linken Vorhofs mit dem M-mode-Verfahren korrigiert an der

Tabelle 1. Relatives Risiko arterieller Embolien ohne gerinnungshemmende Behandlung. Ergebnisse der SPAF-Studie [10]

Arterielle Embolierate	Relatives Risiko
Alter	1,2 (n.s.)
Hypertonieanamnese	2,2
Embolieanamnese	2,1
Herzinsuffizienzanamnese	2,6

Tabelle 2. Risiko arterieller Embolien nach klinischen und echokardiographischen Kriterien bei Patienten mit chronischem Vorhofflimmern

Risikofaktoren	Patienten		Embolierate [%/Jahr]
	n	[%]	
0	147	26	1
1 oder 2	336	60	6
3 oder mehr	78	14	18,6

Körperoberfläche. Zusätzlich wurde die Linksherzfunktion mittels II-D-Echokardiographie berechnet. Das Risiko für eine arterielle Embolie geht aus der Tabelle 2 hervor. Es ist dabei besonders hervorzuheben, daß bei normaler Größe des Vorhofs und guter Ventrikelfunktion sowie Fehlen der genannten 3 Risikofaktoren das Embolierisiko als besonders gering einzustufen war. Es lag bei diesen Patienten bei einer Häufigkeit von nur 1%/Jahr.

Gerinnungshemmende Behandlung

In der Zwischenzeit ist eine Vielzahl an Untersuchungen zur Verminderung des arteriellen Thromboembolierisikos bei Patienten mit chronischem Vorhofflimmern durchgeführt worden. Wie die Ergebnisse der Placebobehandlung im Rahmen der SPAF-(Stroke prevention in atrial fibrillation)-Studie gezeigt haben, ist aber auch bei Patienten mit chronischem Vorhofflimmern ohne Herzklappenerkrankungen mit einem sehr hohen Schlaganfallrisiko zu rechnen. Aus der Vielzahl der Studien soll an erster Stelle die größte zu diesem Thema verfügbare Untersuchungsreihe dargestellt werden. In der sog. „SPAF-Studie" wurden Patienten ohne Kontraindikationen für eine orale Antikoagulation einer Gruppe I zugeordnet und erhielten randomisiert entweder Warfarin, Aspirin in einer Dosierung von 325 mg täglich oder Placebo. Voraussetzung für die Randomisierung waren: Fehlen der üblichen Kontraindikationen für eine orale Antikoagulation, wie z. B. nicht eingestellte arterielle Hypertonie, eine hämorrhagische Diathese, ein Alter von mehr als 75 Jahren, Herzklappenfehler sowie eine zwingende Indikation für eine orale Antikoagulation. Zum Ausschluß gehörte darüber hinaus auch die Weigerung von Patient oder Hausarzt gegen eine Einstellung auf eine orale Antikoagulation. Der letztgenannte Punkt führte bei 56,5% der Patienten zu einem Ausschluß aus Gruppe I. Patienten mit den oben genannten Ausschlußkriterien wurden der Gruppe II zugeführt (Abb. 1). Im wesentlichen waren dies Patienten mit Kontraindikationen für eine orale Antikoagulation, mit einem Alter von über 75 Jahren sowie dem fehlenden Einverständnis von Patient oder Hausarzt für die orale Antikoagulation. In diese Gruppe II wurden 656 Patienten eingeschlossen. Die orale Antikoagulation wurde an einem INR von 2,45 als Zielwert orientiert. Aspirin wurde in einer Dosierung von 325 mg täglich verabreicht.

Die Ergebnisse der SPAF-Studie gehen aus der Abb. 1 hervor. Im Vergleich zur Placebogruppe konnte die Behandlung mit Warfarin das Risiko des ischämischen Schlaganfalls von 8,3 auf 1,6% statistisch signifikant mindern. In der Aspirin-Gruppe betrug die Inzidenz 3,2% Schlaganfälle/Jahr. In der Gruppe II wurde das Risiko von 6,3 auf 3,2% unter Behandlung mit Aspirin gesenkt. Ein Behandlungsunterschied zwischen Warfarin und Aspirin ließ sich wegen der nur geringen Zahl der Embolien nicht statistisch signifikant sichern. Aus diesem Grund wird die Studie zur Klärung dieser Frage weitergeführt.

Eine Subgruppenanalyse der Gruppe II wurde hinsichtlich der Wirksamkeit von Aspirin bei Patienten mit einem Alter von mehr als 75 Jahren durchgeführt. Dabei zeigte sich, daß in der Gruppe der über 75jährigen Aspirin das

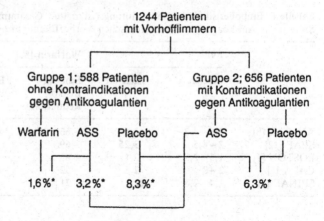

* Häufigkeit von Schlaganfällen in % pro Jahr

Abb. 1. Häufigkeit der Schlaganfälle (in % pro Jahr) bei Patienten mit chronischem Vorhofflimmern (Ergebnisse der SPAF-Studie [12])

Schlaganfallrisiko nicht senken konnte. Die Inzidenz betrug in beiden Gruppen 7,4%, während das Risiko bei den unter 75jährigen von 6,2 auf 2,2% vermindert werden konnte. Patienten mit einem alleinigen Vorhofflimmern (lown fibrillation) ohne eine zusätzliche Herzerkrankung erlitten keine arteriellen Embolien. Es handelt sich hier somit um eine Patientengruppe, die wegen des äußerst geringen Embolierisikos einer gerinnungshemmenden Behandlung nicht bedarf.

Die Tabelle 3 stellt die Nebenwirkungen der SPAF-Studie dar. Die Blutungsfrequenz betrug im Vergleich zu Placebo (1,2%) unter Behandlung mit Aspirin 0,9 und unter oraler Antikoagulation 1,7%. Die Quote intrazerebraler Blutungen nahm von 0,2% unter Behandlung mit Placebo auf 0,4% unter Warfarin zu. Unter Aspirin betrug sie ebenso 0,2%.

Die Tabelle 4 stellt die Daten der wichtigsten Studien zum Thema gerinnungshemmende Behandlung bei chronischem Vorhofflimmern einander gegenüber. Neben der SPAF-Studie sind in dieser Tabelle die Ergebnisse der Kopenhagener AFASAK-Studie [8], der Boston-Studie [1], der kanadischen CAFA-Studie [3] und die Ergebnisse der SPINAF-Studie aufgeführt. Alle Studien

Tabelle 3. Häufigkeit (in Prozent) der Gesamtzahlen der Blutungen und der intrazerebralen Blutungen (Ergebnisse der SPAF-Study [12])

	Warfarin	Aspirin	Placebo
Blutungen	1,7	0,9	1,2
Intrazerebrale Blutungen	0,4	0,2	0,2
Therapieabbruch	10,9	4,2	6,3

Tabelle 4. Embolierisikoreduktion, Blutungsrisiko und Gesamtmortalität der 5 größten Studien zur Antikoagulation des chronischen Vorhofflimmerns (= keine Differenz)

	INR		Warfarin [%]		
	Bereich	Zielwert	Embolie-Risiko-Reduktion	Blutungs-Risiko	Mortalität
AFASAK [8]	2,8–4,2	3,5	−66	∞	=
SPAF [12]	2–4,5	3,25	−69	−6	−19
BOSTON [1]	1,5–2,7	2,1	−85	−2	−60
CAFA [3]	2–3	2,5	−52	+430	+19
SPINAF [4]	1,4–2,8	21	−71	+69	−34

Tabelle 5. Gesamtinterpretation der wichtigsten Studien zur gerinnungshemmenden Behandlung des chronischen Vorhofflimmerns nach Caro [2]

	Ereignisse [%]/Jahr	
	Placebo	AK
Schlaganfall	4,3	1,5
Intrazerebrale Blutung	0,1	0,5

demonstrieren bezüglich der Senkung des Embolierisikos ähnliche Ergebnisse. Das dafür in Kauf zu nehmende Blutungsrisiko ist aber unterschiedlich.

In einer Übersicht stellt Caro [2] heraus, daß bei einer kritischen Interpretation der genannten 5 Studien das Schlaganfallrisiko eindeutig und statistisch signifikant von 4,3 auf 0,1% unter Einsatz von oralen Antikoagulanzien gesenkt werden kann (Tabelle 5). Gleichzeitig muß aber eine Zunahme intrazerebraler Blutungen in Kauf genommen werden. Das Risiko nimmt von 0,1% unter Placebo auf 0,5% unter oralen Antikoagulanzien zu. Dennoch weist auch Caro auf einen deutlichen Vorteil der oralen Antikoagulation bei Patienten mit chronischem Vorhofflimmern hin. Eine kritische Auswahl des Patientenguts sollte in jedem Fall erfolgen. Bei Überprüfung der Gesamtmortalität in den Studien zeigt sich, daß lediglich in der kanadischen CAFA-Studie [3] diese geringfügig zunahm. In der AFASAK-Studie [8] fand sich kein statistisch signifikanter Unterschied, während in allen 3 anderen Studien auch die Gesamtmortalität in den Warfarin-behandelten Gruppen gesenkt werden konnte.

Inwieweit niedrig dosiertes Aspirin in einer Dosis von weniger als 300 mg täglich wirksam ist, bleibt ungeklärt. Lediglich in der Kopenhagener AFASAK-Studie wurde Aspirin in einer Dosierung von nur 75 mg täglich eingesetzt. Diese Dosis war wirkungslos. Aufgrund dieses Befunds muß zum jetzigen Zeitpunkt geschlossen werden, daß bei Patienten mit chronischem Vorhofflimmern eine Dosis von nicht weniger als 300 mg täglich eingesetzt werden sollte.

Bedeutung der Intensität der oralen Antikoagulation

Aus Tabelle 4 geht der INR-Bereich der oralen Antikoagulation hervor. Die stärkste Verlängerung der Thromboplastinzeit wurde in der Kopenhagener AFASAK-Studie [3] angestrebt. Gemessen am INR war die Thromboplastinzeit auf das 2,8- bis 4,2fache der Norm verlängert, während in allen anderen Studien wesentlich kürzere Zeiten angestrebt wurden. Entsprechend war das beobachtete Blutungsrisiko enorm. Ein wesentlich geringeres Ausmaß der Antikoagulation wurde z. B. in der Boston-Studie vorgegeben. Die Thromboplastinzeit war hier gemessen am INR nur auf das 1,5- bis 2,7fache verlängert. Diese Studie schnitt auch bezüglich aller anderen Kriterien sehr günstig ab. Das Blutungsrisiko war in der Warfarin-Gruppe geringer als in der Kontrollgruppe. Auch die Gesamtmortalität nahm um 60% unter Behandlung mit Warfarin ab. Die Anwendung einer sog. „Low-dose-Antikoagulation" in der Boston- und in der SPINAF-Studie lassen den Schluß zu, daß ein therapeutischer Bereich von 1,5–2,7 (INR) ausreicht, um das Schlaganfallrisiko statistisch signifikant zu vermindern. Ein höherer Grad der Antikoagulation erhöht lediglich die Inzidenz intrazerebraler Blutungen.

Schlußfolgerung

Chronisches Vorhofflimmern ohne Nachweis einer Herzklappenerkrankung findet sich bei 0,4% aller Erwachsenen. Bei einem Alter von über 60 Jahren liegt die Prävalenz bei 2–4% und nimmt mit einem Alter von über 66 Jahren auf 9% zu.

Wie die Ergebnisse der SPAF-Studie zeigen, können prädisponierende klinische Befunde und echokardiographische Kriterien einen Hinweis auf die Inzidenz zerebraler Embolien geben. Das Vorhandensein von Herzinsuffizienz, arterieller Hypertonie und einer Thromboembolieanamnese erhöhen das Risiko. In gleicher Weise tragen ein vergrößerter Vorhof und eine eingeschränkte linksventrikuläre Funktion zur Zunahme der arteriellen Embolien bei. Während beim sog. „lown fibrillation" und bei Patienten unter 60 Jahren das Risiko arterieller Embolien bei 0% liegt, nimmt dieses bei Vorhandensein von 3 oder mehr der genannten Kriterien auf 18,6% Embolien/Jahr zu. Die orale Antikoagulation und die Thrombozytenfunktionshemmung mit Aspirin können das Thromboembolierisiko statistisch signifikant mindern. Die Analyse von 5 großen Studien zeigt eine Absenkung des Schlaganfallrisikos von 4,3 auf 1,5% unter Einsatz der oralen Antikoagulanzien. Die Gabe von Aspirin kann das Risiko arterieller Embolien ebenfalls statistisch signifikant mindern. Bei Patienten mit einem Alter von über 75 Jahren war nach den Ergebnissen der SPAF-Studie Aspirin unwirksam. Auch eine Dosis von 75 mg Aspirin/Tag konnte die Inzidenz arterieller Embolien nicht vermindern [8].

Das bessere Abschneiden der oralen Antikoagulanzien im Vergleich zu Aspirin in der SPAF-Studie ließ sich statistisch nicht signifikant sichern. Die Studie wird zur Klärung dieses Aspekts weitergeführt. Nach dem heutigen

Wissensstand sollte Aspirin bei Patienten mit einem relativ geringen Embolie-risiko eingesetzt werden. Bei Patienten mit einem hohen Thromboembolierisi-ko – z. B. 3 oder mehr prädisponierende Faktoren, vergrößertem Vorhof oder eingeschränkter linksventrikulärer Funktion und bei Patienten mit bereits stattgehabter Embolie – ist dagegen der Einsatz oraler Antikoagulanzien vor-zuziehen. Voraussetzung ist das Fehlen von Kontraindikationen für die gerin-nungshemmende Behandlung mit Cumarinen. Patienten mit einem alleinigen chronischen Vorhofflimmern, normal großem linken Vorhof und normaler Linksherzfunktion bedürfen keiner Behandlung mit Antikoagulanzien oder Thrombozytenfunktionshemmern.

Mit dem Einsatz von oralen Antikoagulanzien steigt das Risiko hämorrha-gischer Komplikationen. Alle Studien zusammengefaßt nimmt die Inzidenz in-trazerebraler Blutungen von 0,1% in der Placebogruppe auf 0,5%/Jahr in der Warfarin-Gruppe zu. Nachdem 2 Studien [1, 4] die Wirksamkeit auch der niedrig dosierten oralen Antikoagulation dokumentiert haben, sollte dieser Therapie der Vorzug gegeben werden. Es erwies sich dabei eine Verlängerung der Thromboplastinzeit gemäß INR um das 1,5- bis 2,7fache als ausreichend. Weitere Studien müssen zeigen, ob darüber hinaus zusätzliche differentialthe-rapeutische Erwägungen von Bedeutung sein können. Wünschenswert wäre insbesondere eine Zuordnung der Patienten nach ihrer Diagnose zur Behand-lung mit Thrombozytenfunktionshemmern, „Low-dose-Cumarin" bzw. einer konventionellen Behandlung mit oralen Antikoagulanzien.

Literatur

1. The Boston area anticoagulation trial for atrial fibrillation investigators (1990) The ef-fect of low-dose warfarin on the risk of stroke in patients with nonrheumatic atrial fi-brillation. N Engl J Med 323:1505–1511
2. Caro JJ, Groome PA, Flegel KM (1993) Atrial fibrillation and anticoagulation: from randomised trials to practice. Lancet 341:1381–1384
3. Conolly SJ, Laupacis A, Gent M et al (1991) Canadian atrial fibrillation anticoagula-tion (CAFA) Study. JACC 18:349–355
4. Ezekowitz MD, Bridgers SL, James KE, SPINAF-Investigators (1992) Warfarin in the prevention of stroke associated with nonrheumatic atrial fibrillation. NEJM 327:1406–1412
5. European Atrial Fibrillation Trial Study (EAFT) (1993) Secondary prevention in non-rheumatic atrial fibrillation after transient ischaemic attack or minor stroke. Lancet 342:1255–1262
6. Harenberg J, Wenster B, Pfitzer M, Dempfle CE, Stehle G, Kübler W, Schlierf G (1993) Prophylaxis of embolic events in patients with atrial fibrillation using low molecular weight heparin. Semin Thromb Hemost 19:116–121
7. Krayenbühl HP, Kübler W (1981) Kardiologie in Klinik und Praxis. Thieme, Stuttgart
8. Petersen P, Boysen G, Godtfredsen J, Andersen ED, Andersen B (1989) Placebo-con-trolled, randomised trial of warfarin and aspirin for prevention of thromboembolic complications in chronic atrial fibrillation (AFASAK). Lancet I:175–178
9. Scheininger M, Theisen K (1993) Therapie des Vorhofflimmerns. Internist 34:478–488
10. The stroke prevention in atrial fibrillation investigators (SPAF) (1992) Predictors of thromboembolism in atrial fibrillation: I. Clinical features of patients at risk. Ann In-tern Med 116:1–5

11. The stroke prevention in atrial fibrillation investigators (SPAF) (1992) Predictors of thromboembolism in atrial fibrillation: II. Echocardiographic features of patients at risk. Ann Intern Med 116:6–12
12. The stroke prevention in atrial fibrillation investigators (SPAF) (1991) Stroke prevention in atrial fibrillation study. Final results. Circulation 84:527–539
13. Wolf PA, Abbott RD, Kannell WB (1991) Atrial fibrillation as an independent risk factor for stroke: The Framingham study. Stroke 22:983–988

Langzeitantikoagulation bei Herzklappenfehlern

D. HORSTKOTTE und H. P. SCHULTHEISS

Zusammenfassung

Bei erworbenen Herzklappenfehlern mit erhöhtem Risiko intrakardialer Thrombenbildung und konsekutiver Embolien besteht aufgrund empirischer Erfahrung Konsens über den Nutzen einer oralen Dauerantikoagulanzienbehandlung. Hierzu zählen Mitralstenosen oder kombinierte Mitralklappenfehler mit überwiegender Stenosekomponente, wenn Vorhofflimmern oder ein instabiler Sinusrhythmus vorliegen. Bei Mitralinsuffizienzen gilt die Indikation als gegeben, wenn neben Vorhofflimmern mindestens ein thromboembolisches Ereignis eingetreten ist. Gleiches gilt für Aortenklappenfehler. Die Intensität der Antikoagulation, die heute sinnvollerweise mittels der Internationalen Normalisierten Ratio (INR) gemessen wird, richtet sich nach dem vermutlichen Thromboembolierisiko. Die Zielbereiche können zwischen INR 2,0 und 4,0 schwanken. Ein besonders hohes Risiko intrakardialer Thrombenbildungen und konsekutiver Embolisationen besteht für Kunstklappenträger. Obwohl bislang keine prospektiven Dosisfindungsstudien durchgeführt wurden, ist für diese Patienten bislang eine Antikoagulation mit einer Intensität von INR 3,0–4,5 angestrebt worden. Jüngste Untersuchungen zum Management der oralen Antikoagulation nach Implantation von Kunstklappen belegen eine gegenüber der ersten und zweiten Generation von Ersatzklappen deutlich niedrigere Thrombogenität der heute verwandten Prothesen sowie die Notwendigkeit einer individuellen Antikoagulation, die die Koagulabilität, die kardiale Morphologie und Physiologie des Patienten berücksichtigt. Besondere Richtlinien für eine gerinnungshemmende Therapie bestehen für Patienten mit Mitralklappenprolaps, angeborenen zyanotischen Herzfehlern, infektiöser Endokarditis und in der Schwangerschaft.

Einleitung

Eine Vielzahl pathophysiologisch bisher nicht vollständig geklärter Faktoren können lokale Aktivierungen der Koagulation bewirken und so die Entstehung intrakardialer Thromben und konsekutiver Thromboembolien begünstigen. Störungen der kardialen Morphologie und der normalen Physiologie haben häufig eine lokale Hyperkoagulabilität und unter bestimmten Umständen ma-

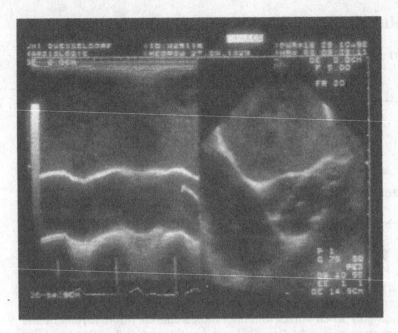

Abb. 1. Spontane Echokontraste („smoke-like-echos") im linken Vorhof bei der transösophagealen M-mode (*links*) und 2-D-Echokardiographie (*rechts*) eines 54jährigen Patienten mit hochgradiger Mitralstenose. Es wird heute angenommen, daß es sich bei diesem Phänomen um die Folge der Interaktion von korpuskulären Blutelementen mit Plasmaproteinen unter dem Einfluß hoher Scherkräfte handelt. Hohe Scherkräfte treten insbesondere bei turbulenter Blutströmung auf

nifeste intrakardiale Thrombosen zur Folge [22]. Hierzu zählen u. a. Hyperfibrinogenämien, Veränderungen patientenseitiger Lebensumstände, metabolische Veränderungen sowie Unterbrechungen einer Antikoagulanzientherapie. In jüngerer Zeit sind wiederholt echokardiographische Phänomene, wie spontane Echokontraste („smoke-like echos", Abb. 1) bei Patienten beschrieben worden, die zu intrakardialer Blutstase prädisponierende Morphologien aufweisen oder Embolien erlitten haben [7, 22]. Sie zeigen offensichtlich präthrombotische Zustände an und sind wahrscheinlich durch eine Interaktion von korpuskulären Blutelementen und Plasmaproteinen bedingt [35].

Klinische Konsequenzen aus pathophysiologischen Überlegungen

Die Entstehung intrakardialer Thrombosen ist bei normalem Sinusrhythmus, physiologischen intrakardialen Blutflußbedingungen und normalem muralem und valvulärem Endokard sehr unwahrscheinlich [22]. Folglich sind Arrhythmien, insbesondere Vorhofflimmern, ein unphysiologischer intrakardialer

Blutfluß sowie morphologische und funktionelle Endokardveränderungen die wesentlichen Ursachen für die Entstehung intrakardialer Thrombosen mit der Gefahr einer sekundären Embolisation. Dieses Thrombose- und Embolierisiko kann vorübergehend erhöht oder auffällig gesteigert sein, wie z. B. in den ersten 3 Monaten nach Herzklappenimplantation oder während einer floriden infektiösen Endokarditis [22, 30]. Ein dauerhaft erhöhtes Risiko besteht insbesondere für chronische und folglich progrediente Herzklappenfehler für Patienten mit Ersatz einer oder mehrerer Herzklappen durch mechanische oder biologische Prothesen (s. S. 108) sowie morphologische Klappenveränderungen, wie sie beim Mitralklappenprolaps oder im Gefolge systemischer Erkrankungen bzw. florider Endokarditiden auftreten (s. S. 115).

Allein die Vielfalt der beeinflussenden Faktoren, die zusammen das individuelle Thromboembolierisiko ausmachen (z. B. Rhythmus, Ausmaß der Endokardveränderungen, Größe und Funktion des linken Vorhofs, patientenseitige Koagulabilität), verdeutlicht, daß Patienten mit Herzklappenfehlern vergleichbarer hämodynamischer Schwere aufgrund dieser sekundären Faktoren dennoch eine sehr unterschiedliche Prädisposition zu intrakardialen Thrombosen

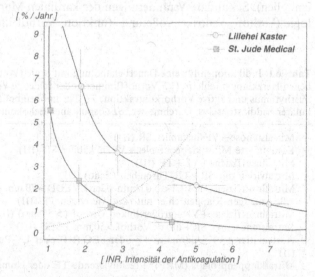

Abb. 2. Sowohl das durch orale Antikoagulation bedingte Blutungsrisiko als auch das Thromboembolierisiko werden von der Intensität der gerinnungshemmenden Therapie bestimmt, wobei für beide Komplikationen eine exponentielle Abhängigkeit besteht. Für jeden Patienten kann somit eine Intensität der Antikoagulation bestimmt werden, bei der die Summe aus thromboembolischen und Blutungskomplikationen am niedrigsten ist. Diese Intensität ist abhängig von der Thromboemboliegefährdung, die bei Patienten mit Herzklappenprothesen wesentlich von der Thrombogenität der Kunstklappe bestimmt wird. Das Beispiel zeigt die Inzidenz thromboembolischer Komplikationen bei unterschiedlich intensiver Antikoagulation für Patienten mit Lillehei-Kaster-Monokippscheibenprothesen und St.-Jude-Medical-Doppelkippscheibenprothesen

aufweisen können. Dies erfordert eine (bisher nicht prinzipiell betriebene), individuelle Entscheidung über die Indikation zur Antikoagulation unter Berücksichtigung der patientenseitigen Compliance und besonders der patientenseitigen Risiken für potentielle Blutungskomplikationen.

Da sowohl für Thromboembolien wie für Blutungskomplikationen eine exponentielle Abhängigkeit von der Intensität der Antikoagulation besteht, sollte zum anderen die Intensität der Antikoagulation individuell gehandhabt werden. Für jeden Patienten, bei dem die Indikation zu einer oralen Antikoagulanzienbehandlung gestellt wird, besteht eine „optimale" Antikoagulationsintensität, d. h. ein Therapiebereich, bei dem unter den gegebenen Bedingungen die niedrigste Rate an thromboembolischen plus Blutungskomplikationen zu erwarten ist (Abb. 2) [10, 21, 24, 31].

Native Herzklappenfehler

Aufgrund der primären Endokardschädigung wie der konsekutiven, parallel der Schwere des Herzklappenfehlers zunehmend unphysiologischen, Blutströmung besteht bei zahlreichen erworbenen Herzklappenfehlern ein erhöhtes Risiko intrakardialer Thrombenbildungen und konsekutiver Embolien (Kardioembolien). Sekundäre Veränderungen der kardialen Morphologie und Physiologie (Vorhof-, Ventrikelgröße und -funktion, Vorhofflimmern, Abnahme des

Tabelle 1. Indikationen für eine Dauerbehandlung mit oralen Antikoagulanzien bei erworbenen Herzklappenfehlern. (*VF* Vorhofflimmern oder fehlende Vorhofkontraktion, *SR* Sinusrhythmus und aktive Vorhofkontraktion, *TE* Thromboembolie(n), *LVEDD* linksventrikulärer enddiastolischer Durchmesser, *SEC* spontaner Echokontrast)

- Mitralstenose + VF/instabiler SR (III)[a]
- Kombinierte Mitralklappenfehler + VF/instabiler SR (III)
- Mitralinsuffizienz + VF + TE (III)
- Mitralvitien mit SR + TE/Thromben (Echo) (III)
- Mitralinsuffizienz und CI < 2,0 l/min oder LVEDD > 70 mm (I)
- Alle sonstigen Klappenfehler mit rezidivierenden TE (III)
- Mitralinsuffizienz + VF + großer linker Vorhof (> 55 mm) (II)
- Mitralstenose mit SR + linker Vorhof > 50 mm + SEC (III)
- Aortenvitien + VF + einmalige TE oder SEC (III) oder LV-Pumpfunktionsstörung (II)
- Mitralklappenprolaps (MKP)[b] + rezidivierende TE oder einmalige TE + SEC (II)

Keine Indikation
- Mitralvitien mit SR ohne TE + mäßig vergrößerter linker Vorhof (< 50 mm)
- Mitralklappenprolaps (MKP) ohne TE
- Mitralinsuffizienz mit SR
- Aortenvitien mit SR
- Isolierte Trikuspidalvitien

[a] Empfohlene Intensität (vgl. Tabelle 2) der oralen Antikoagulationstherapie aufgrund empirischer Erfahrungen.
[b] Vgl. Abschn. Mitralklappenprolaps.

Herz-Minuten-Volumens usw.) erhöhen das Thromboembolierisiko [22], so daß für die in Tabelle 1 genannten Indikationen Konsens über die Notwendigkeit einer oralen Dauerantikoagulation besteht [20, 25, 34]. Im individuellen Fall ist unabhängig von diesen allgemeinen Empfehlungen eine Nutzen-Risiko-Abwägung unter Berücksichtigung der patientenseitigen Koagulabilität und Compliance erforderlich. Patienten, denen zur kardialen Rekompensation Bettruhe verordnet wird, sind bezüglich venöser Thrombosen und Lungenembolien besonders gefährdet, zumal wenn sie unter einer Diuretikabehandlung stehen. In diesen Fällen ist die Behandlung mit Heparinen (PTT 80–90 s) geboten [26].

Die Antikoagulationstherapie bei Patienten mit chronischen Herzklappenfehlern ist schwierig zu steuern, wenn die Syntheseleistung der Leber gestört ist. Hiervon abgesehen entspricht das Management der Antikoagulationsbehandlung dem bei anderen Indikationen. Der immer noch gebräuchliche Quick-Wert (statt der International normierten Ratio, INR) ist zur Therapiesteuerung ungeeignet, da außer in demselben Labor nicht reproduzierbar [24].

In Ermangelung einschlägiger Definitionen und teilweise diffuser Vorstellungen, was unter „effektiver" und einer sog. „Low-dose-Antikoagulation" zu verstehen ist, sind für die nachfolgenden Ausführungen die in Tabelle 2 genannten INR-Intensitätsbereiche definiert.

Dabei ist zu berücksichtigen, daß das Management kaum einer Langzeittherapie in der Bundesrepublik Deutschland auch z. Z. noch so unzureichend ist,

Tabelle 2. Intensität der oralen Antikoagulationstherapie

Antikoagulation	INR (therapeutischer Zielbereich)	INR[a] (vertretbarer Therapiekorridor)	Quick[b] (vertretbarer Therapiekorridor) [%]
I Niedrig dosierte Antikoagulation (low dose anticoagulation)	2,0–2,5	1,8–3,0	24–43
II Moderate Antikoagulation (moderate anticoagulation)	2,5–3,0	2,0–3,5	29–38
III Intensivierte Antikoagulation (more intensive anticoagulation)	3,0–3,5	2,5–4,0	18–29
IV Effektive Antikoagulation (effective anticoagulation)	3,5–4,0	3,0–4,5	16–24

[a] Aufgrund der gegebenen Therapieüberwachung (10 bis 20tägige dezentrale Kontrollen, wenige selbstmessende Patienten) kann der INR-Zielbereich z. Z. bei der Mehrzahl der Patienten nicht zuverlässig eingehalten werden.
[b] Sollte zugunsten der INR verlassen werden. Bei seiner Anwendung muß die ISI des verwandten Thromboplastins bekannt sein, um die Therapieüberwachung sinnvoll steuern zu können. Berechnet aus der INR, wenn zur Quickwertbestimmung als Thromboplastin „Thromborel S" (Behringwerke, Marburg) mit einer ISI von 1,05–1,11 (abhängig von der Charge und dem verwandten Koagulometer) verwandt wird. Bezieht sich auf den vertretbaren Therapiekorridor, nicht auf den wünschenswerten INR-Zielbereich.

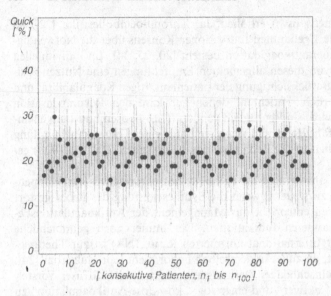

Abb. 3. Modifizierter Box- und -Whisker-Plot, der über 10 Jahre bei 100 konsekutiven Patienten mit St.-Jude-Medical-Aortenklappenprothesen gemessenen Quick-Werte. Jeder Patient ist durch einen Punkt (Mittelwert aller Messungen) und einen markierten Bereich charakterisiert, innerhalb dessen sich 90% der Meßwerte (5 und 95% Quantile) befanden. Als therapeutischer Bereich war ein Quick-Wert von 15–25% (Thromborel-Methode) empfohlen worden. (Nach [31])

wie das der oralen Antikoagulationsbehandlung. Die Analyse der über mehr als 10 Jahre bei Patienten mit St.-Jude-Medical-Aortenklappenprothesen gemessenen Quick-Werte (im Mittel 189 Einzelmessungen pro Patient), mittels eines modifizierten Box-und-Whisker-Plots, spiegelt z. B. eine im Mittel gute Einstellung der Patienten im empfohlenen Therapiebereich (Quick$_{Thromborel}$: 15–25%) vor (Abb. 3), während die Umrechnung der einzelnen Quick-Werte in die „International Normalized Ratio" (INR) zeigt, daß ausweislich der Mittelwert aller INR-Bestimmungen sich nur etwa die Hälfte der untersuchten Patienten im vorgegebenen Therapiekorridor (INR 3,0–4,5) bewegte (Abb. 4). Zudem sollten bei einer guten Einstellung der oralen Antikoagulation die Einzelmessungen um einen im Zentrum des Therapiekorridors gelegenen Mittelwert variieren. Tatsächlich liegt aber nur ein kleiner Teil der Patienten innerhalb dieses Bereichs [11, 31]. Ursächlich hierfür ist die Inkongruenz der nach der Quick-Methode bestimmten Gerinnungswerte, solange der „Internationale Sensitivity Index" (ISI) des jeweils verwandten Thromboplastins unberücksichtigt bleibt [44]. Zur Optimierung der Therapie mit oralen Antikoagulanzien ist deshalb die Einführung der INR auch in Deutschland überfällig. Die wünschenswerte geringe Schwankung der INR-Werte um einen hinsichtlich thromboembolischer und Blutungskomplikationen optimalen INR-Wert setzt häufige Kontrollen der Effektivität der Antikoagulation voraus. Da enge The-

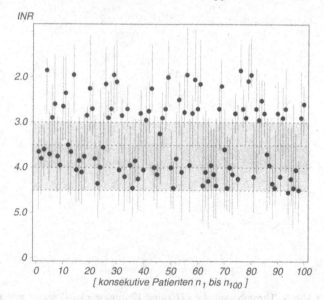

Abb. 4. Nach Umrechnung der Quick-Werte in die INR findet sich eine deutliche Abweichung der Intensität der oralen Antikoagulation von den in Abb. 3 angegebenen Werten. Die gemessenen Mittelwerte der Antikoagulanzienintensität liegen jetzt bei der Hälfte der Patienten außerhalb des empfohlenen Therapiekorridors (INR 3,0–4,5). (Nach [31])

rapiekorridore nur bei Selbstbestimmung der Antikoagulationsintensität (z. B. CoaguChek, Boehringer Mannheim), nicht aber durch die heute gängige Praxis der ambulanten Therapieüberwachung in 10- bis 20tägigen Intervallen einzuhalten sind, ist in Tabelle 2 neben dem jeweils wünschenswerten therapeutischen Zielbereich auch der unter diesen suboptimalen Bedingungen vertretbare Therapiekorridor (Schwankungen) angegeben.

Mitralklappenfehler

Bei isolierter Mitralstenose oder bei kombinierten Mitralklappenvitien mit überwiegender Stenose kommt es häufig zu Thrombenbildungen im linken Vorhofohr und/oder der linksatrialen Wand. Eine Antikoagulation ist bei Patienten mit stattgehabten thromboembolischen Komplikationen stets, d. h. auch dann gerechtfertigt, wenn ein konstanter Sinusrhythmus besteht oder sich nach intermittierendem Vorhofflimmern wieder ein Sinusrhythmus eingestellt hat; außerdem bei Patienten mit echokardiographisch nachgewiesenen linksatrialen Thromben [33]. Obwohl die Bedeutung der Größe des linken Vorhofs hinter der Bedeutung einer aktiven Vorhofkontraktion zurücktritt [22], stellt die hämodynamisch bedeutsame Mitralstenose bei über 55 mm vergrößerten linken Vorhöfen ebenfalls eine Indikation zur Antikoagulanzientherapie dar [2]. Bei gleichzeitigem Vorhofflimmern erhöht sich das Thromboembolierisiko erheb-

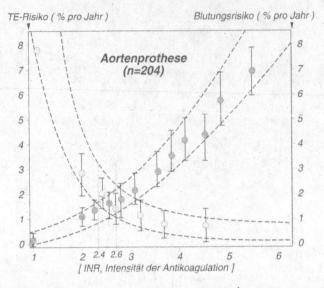

Abb. 5. Thromboembolie (TE) und Blutungsrisiko (Prozent pro Jahr) bei Patienten nach St.-Jude-Medical-Aortenklappenersatz in Abhängigkeit von einer unterschiedlich intensiven oralen Antikoagulanzientherapie. Bei einer INR von 2,4–2,6 errechnet sich für diese Patienten das günstigste kumulative Komplikationsrisiko

lich, so daß in diesen Fällen der Nutzen der Antikoagulation außer Frage steht [45]. Mit Verfügbarkeit der modernen echokardiographischen Diagnostik hat sich der Nachweis von spontanen Echokontrasten (Abb. 5) als prädiktiv für eine erhöhte Thromboemboliegefährdung (präthrombotischen Zustand) erwiesen, so daß heute Konsens besteht, in Ergänzung älterer Empfehlungen, den Nachweis spontaner Echokontraste als zusätzliches Indikationskriterium zur Einleitung einer oralen Antikoagulanzienbehandlung anzusehen [2, 14].

Bei Patienten mit reiner oder überwiegender Mitralinsuffizienz ist die Antikoagulation indiziert bei Vorhofflimmern und abgelaufenen thromboembolischen Komplikationen sowie bei Patienten mit nachgewiesenen linksatrialen Thromben [33], eingeschränkten linksventrikulären Pumpfunktionsparametern (Cardiac Index < 2,0 l/min/m^2) oder erheblicher linksventrikulärer Dilatation (> 70 mm). Die Mitralinsuffizienz mit Vorhofflimmern und einem über 55 mm vergrößerten Vorhof stellt ebenfalls eine Indikation zur Dauerantikoagulation dar [20, 26]. Valide Untersuchungen zur zweckmäßigen Antikoagulanzienintensität (Intensitätsbereiche I–IV, vgl. Tabelle 2), d. h. einer Intensität, die in der geringsten Morbidität (Thromboembolien und Blutungskomplikationen) resultiert, sind bisher nicht verfügbar. Die Therapieempfehlungen (Tabelle 1) sind deshalb auf empirische Erfahrung gegründet.

Aortenklappenfehler

Sowohl bei Patienten mit Stenosen, Insuffizienzen wie kombinierten Aortenklappenfehlern besteht keine Indikation zur oralen Antikoagulation, solange
ein Sinusrhythmus vorliegt und im Krankheitsverlauf keine (rezidivierenden)
thromboembolischen Komplikationen auftreten. Bei Patienten mit Aortenvitien plus Vorhofflimmern und stattgehabten Thromboembolien oder Nachweis
spontaner Echokontraste in der Echokardiographie sollte eine intensivierte
Antikoagulation (INR 3,0–3,5) eingeleitet werden [26]. Bedeutsame linksventrikuläre Pumpfunktionsstörungen in Kombination mit Vorhofflimmern gelten ebenfalls als Risikofaktoren für Thromboembolien. Das Thromboembolierisiko ist jedoch gering, so daß eine moderate Antikoagulation (INR 2,5–3,0)
ausreichend erscheint (Tabelle 1) [26]. Treten trotz effektiver Antikoagulation
bei Patienten mit kalzifizierenden Aortenklappenfehlern rezidivierende
Thromboembolien auf, ist an spontane Kalkembolien zu denken, die einer Em-
bolieprophylaxe nicht zugänglich sind.

Isolierte Trikuspidalklappenfehler

Für Trikuspidalklappenfehler besteht eine Indikation zur oralen Antikoagulation nur bei Zeichen der rechtsventrikulären Herzinsuffizienz plus rezidivierenden Embolien oder in den sehr seltenen Fällen eines isolierten rheumatischen
Trikuspidalklappenfehlers mit rezidivierenden thromboembolischen Komplikationen (Lungenarterienembolien). In diesen Fällen ist auch durch die Echokardiographie meist nicht zweifelsfrei zu klären, ob Embolisationen kardialen
oder peripheren (Bein-Beckenvenen-Strombahn) Ursprungs sind. Die Indikation folgt deshalb den Kriterien bei rezidivierenden Lungenarterienembolien anderer Genese.

Multivalvuläre Vitien

Bei multivalvulären Vitien unter Beteiligung der Mitralklappe gelten die Empfehlungen für isolierte Mitralklappenfehler, bei den seltenen Aortentrikuspi-
dalklappenfehlern die Empfehlungen für isolierte Aortenklappenfehler (vgl.
Tabelle 1).

Angeborene Herzfehler

Klappenfehler sind häufig Teile komplexer angeborener Herzfehler, so daß es
bei den bisher spärlichen Informationen sinnvoll erscheint, zumindest einige
Empfehlungen für nicht korrigierbare Herzfehler auszusprechen, bei denen die
Patienten das Erwachsenenalter erreichen. Meist liegt bei diesen Patienten ein
zyanotischer Herzfehler vor. Die Zyanose resultiert in einer Erythropoetin-ver-
mittelten Zunahme der Erythrozytenzahl und des zirkulierenden Blutvolu-
mens, bis der Hämatokrit soweit angestiegen ist, daß die Transportkapazität
eine ausreichende periphere Sauerstoffversorgung gewährleistet. Eine Hämodi-

lution (Aderlaß) macht diesen Kompensationsmechanismus zumindest teilweise zunichte und wirkt sich hinsichtlich des resultierenden Eisenmangels zudem für die Blutviskosität ungünstig aus [27]. Diese Patienten weisen zudem eine Hyperkoagulabilität und ein klinisch manifestes, erhöhtes Blutungskomplikationsrisiko auf [39], so daß Thrombozytenfunktionshemmer und orale Antikoagulanzien auch bei hohem Hämatokrit prinzipiell nicht indiziert sind, zumal das Thromboembolierisiko bei zyanotischen Herzfehlern im Erwachsenenalter − im Gegensatz zum 1. bis 4. Lebensjahr − gering ist [27]. In den seltenen Fällen mit Hyperkoagulabilität und rezidivierenden Thromboembolien oder Anhalt für paradoxe Embolisation aus der Bein-Becken-Strombahn ist eine moderate Sekundärprophylaxe mit Antikoagulanzien indiziert (INR 2,5 − 3,0).

Herzklappenersatz

Prothetische Herzklappen gelten als thrombogen und prädisponieren zu thromboembolischen Komplikationen. Neben dem im Implantationsgebiet strukturell stets besonders stark veränderten Endokard sind wesentliche Ursachen hierfür:

− Die Interaktion von Blutbestandteilen mit dem implantierten künstlichen Material, wobei der initialen Adsorption von Plasmabestandteilen eine Adhäsion von Thrombozyten folgen kann [5].
− Unphysiologische Blutströmungsbedingungen im Bereich prothetischer Herzklappen mit Blutstromobstruktion und Ausbildung von Rezirkulationsarealen distal der Prothese. Obstruktionen verursachen eine Blutstrombeschleunigung mit Ausbildung turbulenter Flußmuster, so daß hohe Scherkräfte auf die korpuskulären Blutelemente wirken. Als Folge werden auch bei den heute verwandten Prothesentypen regelhaft subklinische chronische intravasale Hämolysen und eine verminderte Überlebenszeit auch der Thrombozyten beobachtet. Die stromab der Prothese gelegenen Rezirkulationsareale sind Folge einer erheblichen Verlangsamung der Blutströmung distal der Durchflußobstruktion. Sie bieten die Gefahr einer Desintegration korpuskulärer Blutelemente mit konsekutiver Thrombenbildung [40].
− Die nicht abgeschlossene Endothelialisierung des Prothesennahtrings. In den ersten Wochen nach Prothesenimplantation steht das Blut in Kontakt mit dem ausgeprägt thrombogenen Nahtring der Prothese. Dies ist wahrscheinlich einer der wesentlichen Gründe der in den ersten Monaten nach Klappenersatz deutlich höheren Hazardrate thromboembolischer Komplikationen als im spätpostoperativen Verlauf [8].

Level-I-Studien zum Nachweis des Nutzens einer oralen Antikoagulanziendauerbehandlung nach prothetischem Herzklappenersatz im Vergleich zu Patienten ohne Antikoagulation existieren nicht und sind aufgrund der empirisch verfügbaren Daten ethisch auch nicht vertretbar. Die meist nach Auftreten von Blutungskomplikationen individuell getroffene Entscheidung zur Beendigung der oralen Antikoagulanzientherapie ist von einer ca. 6fachen Zunahme der Thromboemboliehäufigkeit gefolgt [24, 25] (Tabelle 3). Bei Therapie mit Plättchenfunktionshemmern statt einer oralen Antikoagulation ist mit einer ca. 3fach höheren Thromboemboliegefährdung zu rechnen [24].

Bei Vergleich zwischen einer Therapie mit oralen Antikoagulanzien und Thrombozytenfunktionshemmern ist für Patienten mit Prothesen der 2. Generation die Überlegenheit (Level II) der oralen Antikoagulation hinreichend nachgewiesen [36] (Tabelle 3).

Als Intensität für eine orale Antikoagulation nach mechanischem Herzklappenersatz galt bisher eine INR von 3,0−4,5 [9, 15, 21], obwohl keine randomisierten oder auch nur prospektiv kontrollierten Studien zur Findung des optimalen Antikoagulationsbereichs für diesen Indikationsbereich vorliegen. Die Empfehlung, auf eine INR von 3,0−4,5 einzustellen, beruht auf empirischen Erfahrungen mit den relativ thrombogenen Prothesen der 1. und 2. Generation (1965−1970). Zudem erfolgten damals Herzklappenoperationen häufig erst in weit fortgeschrittenen Stadien der Klappenerkrankung, so daß eine erhebliche patientenseitige Komorbidität für thromboembolische Ereignisse vorlag.

Es mehren sich die Anhaltspunkte, daß die genannten Empfehlungen heute revisionsbedürftig sind und veränderte Empfehlungen folgende Aspekte berücksichtigen sollten:

– Risiko-Nutzen-Abwägung zwischen der Intensität der oralen Antikoagulation und der Häufigkeit thromboembolischer Komplikationen einerseits, hämorrhagischer Nebenwirkungen andererseits [31].
– Im Gefolge der erheblichen Verbesserung der Designs und der verwandten Materialien weisen moderne Herzklappenprothesen eine geringere Thrombogenität als Prothesen der 1. und 2. Generation auf [10, 24, 29].
– Aufgrund von Koagulabilität, Toleranz gegenüber dem Antikoagulanz und der Patientencompliance kann die Thromboembolie- und Blutungsgefährdung trotz identischer Intensität der Antikoagulation individuell erheblich schwanken. Obwohl eine entsprechende Adaptation labortechnisch teilweise möglich ist [31], werden diese Aspekte bei der Antikoagulanzientherapie bisher kaum berücksichtigt.
– Die Wahrscheinlichkeit der Entstehung intrakardialer Thromben und konsekutiver Embolien kann sich aufgrund der kardialen Morphologie und Physiologie von Patient zu Patient selbst dann deutlich unterscheiden, wenn das gleiche Prothesenmodell verwandt wird [22].

Die Analyse des Nutzens unterschiedlich hoher Antikoagulation hinsichtlich der Inzidenz von thromboembolischen und Blutungskomplikationen war deshalb überfällig. Hierzu sind einige Daten mit Level-I/II-Aussagekraft verfügbar [24], die den Schluß zulassen, daß eine orale Antikoagulation unterhalb des bisher empfohlenen therapeutischen Bereichs (INR 3,0−4,5) zumindest für die getesteten Prothesen und das jeweilige Gesamtkollektiv der Patienten eine Reduktion der Thromboembolie- plus Blutungskomplikationen erwarten läßt [4, 31, 42] (Tabelle 4). Keine der genannten Studien erlaubt jedoch eine zuver-

Tabelle 3. Inzidenz (in Prozent pro Jahr) thromboembolischer Komplikationen nach mechanischem Herzklappenersatz unter oraler Antikoagulation (Ac), Therapie mit Thrombozytenfunktionshemmern (TFH) und ohne Prävention. (Nach [24]). (*NB* Nachbeobachtungsumfang, *LOF* „Level of Evidence" (Aussagekraft/Reproduzierbarkeit der statistischen Analyse nach Cook et al. [14], *AKE* Aortenklappenersatz, *MKE* Mitralklappenersatz)

Quelle	Prothese	NB [Jahre]	LOE	Ereignisse pro NB/Inzidenz[a] [%]		
				Ac	TFH	ohne
Myers et al. [37]	SJM[a]	1476	III	32/1238 (2,6)	19/206 (9,2)	5/32 (15,6)
Baudet et al. [6]	SJM-AKE	1244	III	4/1179 (0,3)	–	8/65 (12,3)
Baudet et al. [6]	SJM-MKE	237	V	1/219 (0,5)	–	4/18 (22,2)
Mok et al. [36]	BS/SE-AKE[b]		II	2/105 (1,9)	15/126 (11,9)	–
Mok et al. [36]	BS/SE-MKE[b]		IV	1/28 (3,6)	3/65 (4,6)	–
Horstkotte et al. [31]	SJM-AKE	9475	III	273/9412 (2,9)	5/63 (7,9)	–
Horstkotte et al.	SJM-MKE	7486	III	307/7443 (4,1)	5/43 (11,6)	–
Horstkotte et al.	BS-AKE	9228	III	314/9125 (4,1)	12/103 (11,7)	–
Horstkotte et al.	BS-MKE	10034	III	583/9985 (5,8)	9/49 (18,4)	–

[a] Keine Trennung nach dem Ort der Implantation der St.-Jude-Medical (SJM)-Prothesen.
[b] Keine Trennung zwischen Björk-Shiley (BS)- und Starr-Edwards (SE)-Prothesen.

Tabelle 4. Vergleich unterschiedlich intensiver oraler Antikoagulantienbehandlung nach mechanischem Herzklappenersatz. (Nach [24]). (LOE „Level of Evidence" (Aussagekraft/Reproduzierbarkeit der statistischen Analyse; nach Cook et al. [45]). TE alle beobachteten Thromboembolien, BL alle beobachteten Blutungskomplikationen, TEIII schwere, letale Komplikationen, Performance-Status-Scale (PSS) >70%, BL/TE-Koeffizient: Anzahl der thromboembolischen Komplikationen pro in Kauf genommener Blutungskomplikation, Beall-, Starr-Edwards-, Cutter-Smeloff-, Björk-Shiley- und St.-Jude-Medical-Prothesen)

Autor/Jahr	Prothese(n)	LOE	INR-Bereich[a]	TE	TEIII	BL	BLIII	TE+BL	TEIII+BLIII	BL/TE
Saour 1990 [42]	Mechanische[b]	I	7,5–11,0	3,7	3,06[c]	12,1	1,40[c]	15,80	4,46	3,27
		I	1,7–3,7	4,0	2,54[c]	6,2	1,65[c]	10,20	4,19	1,55
Altman 1991 [4]	Bicer	I	3,0–4,5	4,94	–	29,63	–	34,57	–	6,00
		I	2,0–3,0	1,92	–	5,75	–	7,67	–	2,99
Horstkotte 1993 [31]	SJM-AKE[e]	II	3,0–4,5	1,80	0,12	5,75	0,72	7,55	0,84	3,19
	SJM-AKE	II	2,5–3,2	2,60	0,19	4,26	0,56	6,86	0,75	1,36
	SJM-AKE	II	1,8–2,7	3,72	0,34	1,69	–	5,41	0,34	0,45
	SJM-MKE[f]	II	3,0–4,5	2,82	0,32	8,77	1,10	11,59	1,42	3,11
	SJM-MKE	II	2,5–3,2	4,52	0,75	5,78	0,50	10,30	1,25	1,27
	SJM-MKE	II	1,8–2,7	5,38	0,62	2,48	–	7,86	0,62	0,46
	SJM-DKE[g]	II	3,0–4,5	3,96	0,40	8,31	1,58	12,27	1,98	2,10
	SJM-DKE	II	2,5–3,2	6,08	0,76	6,08	1,52	12,16	1,00	1,00
	SJM-DKE	II	1,8–2,7	6,84	1,05	2,11	–	8,95	1,58	0,31

[a] Empfohlener Therapiekorridor.
[b] Keine getrennte Datenanalyse für Aorten (n = 93), Mitral- (n = 83) und Mehrfachimplantationen (n = 71).
[c] Nach Angaben der Autoren an den PSS adaptiert.
[d] Keine getrennte Datenanalyse für Aorten- (n = 66), Mitral- (n = 26) und Mehrfachimplantationen (n = 7).
[e] St.-Jude-Medical-(SJM) Aortenklappenersatz.
[f] St.-Jude-Medical-Mitralklappenersatz.
[g] St.-Jude-Medical-Mitral- plus Aortenklappenersatz sowie ein Dreifachklappenersatz.

lässige Aussage über die optimale Intensität der Antikoagulation bei einem individuellen Patienten mit kardialer Komorbidität.

Da die Thrombogenität einer Prothese bislang nicht direkt meßbar ist, sind klinisch dokumentierte Inzidenzen hinsichtlich thromboembolischer und Blutungskomplikationen bei einem spezifischen Prothesentyp nicht auf andere Prothesenmodelle übertragbar. Weitere Untersuchungen an Patientenkollektiven mit biologischen [43] oder mechanischen [12] Herzklappenprothesen lassen aufgrund der publizierten Daten keine (exakte) Berechnung der Komplikationsinzidenzen zu, scheinen jedoch ebenfalls zu belegen, daß die Antikoagulation mit einer Intensität von INR 3,0–4,5 nicht für alle Patienten mit Herzklappenprothesen den optimalen Therapiekorridor darstellt.

Gesicherte Erkenntnisse sind von 2 großen multizentrischen Studien zu erwarten, die derzeit durchgeführt werden, um für Patienten mit mechanischen Herzklappenprothesen die optimale Intensität der oralen Antikoagulation zu finden [1, 28]. Das Studiendesign der GELIA-Studie [28] ist dabei speziell auch darauf angelegt, den Einfluß patientenseitiger Parameter auf die Thromboembolieinzidenz zu prüfen.

Aufgrund der Materialien, der Designs und der dadurch bedingten Strömungscharakteristika der verschiedenen mechanischen und biologischen Herzklappenprothesen besteht ein unterschiedlich hohes Risiko der Entstehung von Thromben und konsekutiver Embolien, das als „Thrombogenität" der jeweiligen Prothese bezeichnet wird. In der Regel werden statistische Vergleiche publizierter Ergebnisse herangezogen, um Unterschiede in der Thrombogenität von Herzklappenprothesen zu schätzen. Solche, an Metaanalysen angelehnte Vergleiche beruhen im wesentlichen darauf, daß selbst bei sehr unterschiedlichen Nachbeobachtungstechniken und damit einem in der jeweiligen Studie unbekannten Prozentsatz nicht ermittelter Komplikationen, das Verhältnis erkannter Blutungskomplikationen zu erkannten thromboembolischen Komplikatio-

Tabelle 5. Einschätzung der Thrombogenität früher oder z. Z in größerem Umfang in der Bundesrepublik Deutschland verwandter Herzklappenprothesen. (Nach [24])

Thrombogenität	Prothese	Risikoscore
Hoch	Lillehei-Kaster	16
	Cutter-Smeloff	15
	Starr-Edwards	14
Mittel	Björk-Shiley-Standard	12
	CarboMedics	11
	Björk-Shiley Convex-Concav	10
	Medtronic-Hall	10
	Monostrut	9
Gering	St.-Jude-Medical	7
Ungewiß	Bicarbon (Sorin)	?
	ATS	?
	Ultracor	?

nen eine beschränkte Aussage über die mit der jeweiligen Prothese einhergehende Thromboemboliegefährdung zuläßt. Aufgrund dieser Erkenntnisse und eigener prospektiver randomisierter Untersuchungen sind die in der Bundesrepublik Deutschland in früheren Jahren oder heute in nennenswerter Zahl implantierten Herzklappenprothesen in solche mit hoher, mittlerer, geringer und ungewisser Thrombogenität unterteilt worden (Tabelle 5). Bei Patienten der letzten Gruppe liegen aufgrund ihrer erst kurzen Verfügbarkeit noch keine verwertbaren Daten vor.

Das Gefährdungspotential des Patienten, der eine prothetische Herzklappe trägt, wird außer von der Thrombogenität des Implantats (Tabelle 5), durch die Position der Prothese und durch kardiale bzw. allgemeine patientenseitige Prädispositionsfaktoren bestimmt (s. S. 102). Üblicherweise ist die Thromboem-

Tabelle 6. Patientenseitige Faktoren, die zu Thromboembolie (TE) nach Herzklappenersatz prädisponieren

Risikofaktoren	Risikoscore
Position des Implantats	
– trikuspidal	3
– mitral	2
– aortal	1
– mitral + aortal	2
Präoperative TE	
– unter effektiver Antikoagulation	4
– bei ineffektiver Antikoagulation	1
Postoperative TE	
– unter effektiver Antikoagulation	5
– bei ineffektiver Antikoagulation	2
Größe des linken Vorhofs (D_{LA})[a]	
– $D_{LA} < 22$ mm/m^2 [a]	0
– 22 mm/m$^2 < D_{LA} \le 26$ mm^2	1
– $D_{LA} > 26$ mm/m^2	3
Rhythmus[b]	
– Sinusrhythmus (aktive Vorhofkontraktion)	0
– Vorhofflimmern	3
Linksventrikuläre Ejektionsfraktion (LV_{EF})	
– $LV_{EF} > 50\%$	0
– $50\% > LV_{EF} > 35\%$	1
– $35\% > LV_{EF} > 20\%$	2
– $LV_{EF} < 20\%$	4
Linksventrikulärer enddiastolischer Durchmesser (LV_{EDD})	
– $LV_{EDD} > 80$ mm	3
– 80 mm $> LV_{EDD} > 70$ mm	2
– 70 mm $> LV_{EDD} > 60$ mm	1
– $LV_{EDD} < 60$ mm	0

[a] Durchmesser pro Körperoberfläche [m^2].
[b] Entscheidend ist nicht der elektrokardiographische Befund sondern die aktive Vorhofkontraktion.

Tabelle 7. Therapeutischer INR-Zielbereich nach mechanischem Herzklappenersatz in Abhängigkeit von der implantierten Prothese (vgl. Tabelle 5) und der vermuteten patientenseitigen Prädisposition zu Thromboembolien (vgl. Tabelle 6) und Blutungskomplikationen

Scorepunkte	INR (therapeutischer Zielkorridor)	Quick[a] (therapeutischer Zielkorridor)
7 – 10	2,0 – 3,5	29 – 38
11 – 13	2,5 – 4,0	18 – 29
14 – 24	3,5 – 4,5	16 – 24
>24[b]	4,5 – 5,8	12 – 16

[a] Berechnet aus der INR (vgl. Tabelle 2).
[b] Eine Antikoagulation entsprechend INR > 4,5 ist außerdem bei rezidivierenden Thromboembolien trotz effektiver Antikoagulation gerechtfertigt.

boliegefährdung durch ein und dasselbe Implantat in Mitralposition höher als in Aortenposition (Tabelle 6). Dies mag teilweise darauf zurückzuführen sein, daß in der Regel bei Patienten mit Mitralklappenersatz wesentlich mehr kardiale Komorbiditätsfaktoren bezüglich einer Thromboemboliegefährdung vorliegen, als bei Patienten mit isoliertem Aortenklappenersatz. Andererseits ist zu berücksichtigen, daß der prämitrale Kreislaufabschnitt hämodynamisch einem venösen, der präaortale aber einem arteriellen Stromgebiet entspricht.

Für Patienten mit Mitralklappenersatz sind Vorhofgröße und Vorhoffunktion von besonderer Bedeutung. So zeigen Patienten mit Mitralklappenprothesen nach Vorhofdilatation auf mehr als $30\,mm/m^2$ Körperoberfläche und einem konsekutiven Verlust der aktiven Vorhofkontraktion deutlich höhere Thromboembolieraten als Patienten mit kleineren Vorhofdurchmessern und Sinusrhythmus [22, 24, 31].

Die Einschätzung des nach Klappenimplantation persistierenden Thromboembolierisikos sollte deshalb zukünftig neben dem Prothesentyp (Tabelle 5), die Position des Implantats, die Manifestation prä- und postoperativer Thromboembolien, die Größe des linken Vorhofs, den Rhythmus, die linksventrikuläre Pumpfunktion und die Größe des linken Ventrikels berücksichtigen (Tabelle 6). Zur Ermittlung der wahrscheinlichen Thromboemboliegefährdung und der hinsichtlich Thromboembolien plus Blutungskomplikationen günstigsten Intensität (Abb. 5) der Antikoagulation sind die Scorepunkte der Tabellen 5 und 6 zusammenzuzählen. Das von uns bevorzugte, in Studien noch zu evaluierende Management [28] ist in Tabelle 7 zusammengefaßt.

Sonstige Herzklappenfehler

Mitralklappenprolaps

Die früh-, spät- oder holosystolische Vorwölbung überdimensionierter, malformierter oder durch den Halteapparat ungenügend verankerter Mitralsegel in den linken Vorhof kann hereditär bedingt oder durch Sehnenfädenrupturen oder sekundäre Veränderungen des Mitralklappenapparats im Gefolge abnormer Belastungen sekundär bedingt sein. Neben Arrhythmien und pektanginösen Beschwerden ohne Nachweis einer koronaren Makroangiopathie sind thromboembolische Ereignisse mit meist transienter, gelegentlich aber auch persistierender Beeinträchtigung wesentliche Komplikationen des Mitralklappenprolaps.

Bisher ist ein Zusammenhang zwischen Mitralklappenprolaps und systemischen Embolien einschließlich apoplektischer Insulte nicht zweifelsfrei geklärt, während der Mitralklappenprolaps für die Entstehung fokaler, transienter zerebraler Ischämien (TIA) bei jungen Patienten ohne Hinweis auf sonstige Emboliequellen eine bedeutende Rolle spielt [26]. Bei Patienten unter 45 Jahren mit rezidivierenden TIA oder sonstigen thromboembolischen Komplikationen ist der Mitralklappenprolaps 6fach überrepräsentiert.

Eine Thromboembolieprophylaxe ist bei Patienten mit Mitralklappenprolaps ohne vorausgegangene thromboembolische Ereignisse nicht zu empfehlen, nach abgelaufenen zerebralen Ischämien oder peripheren Embolien ohne eruierbare sonstige Ursache (transösophageale Echokardiographie!) aber gerechtfertigt. Da Plättchenaggregate im Gefolge höherer Thrombozytenaggregationsneigung als Ursache angesehen werden, sind Thrombozytenfunktionshemmer Mittel der ersten Wahl. Dabei ist für die Kombination von Acetylsalicylsäure (100 mg/d) und Dipyridamol (75 mg/d) ein höherer präventiver Nutzen als für die Acetylsalicylsäure-Monotherapie berichtet worden [26].

Bei hämodynamisch bedeutsamen Mitralregurgitationen, Vorhofflimmern und/oder Thromboembolien während einer Behandlung mit Thrombozytenfunktionshemmern ist die orale Antikoagulation mit Monocumarinen wie bei Mitralinsuffizienzen anderer Genese durchzuführen.

Systemische Erkrankungen mit Herzklappenbeteiligung

Für Patienten mit Herzklappenfehlern im Gefolge systemischer Erkrankungen (Löffler-Endokarditis, Libman-Sacks-Endokarditis) existieren besondere Empfehlungen.

Bei Löffler-Endokarditis ist stets eine effektive orale Antikoagulanzientherapie (INR 3,5–4,5, ggf. auch höher) in Kombination mit Thrombozytenfunktionshemmern erforderlich [38].

Bei der den systemischen Lupus erythematodes in etwa 20% begleitenden Libman-Sacks-Endokarditis sind thromboembolische Komplikationen dagegen selten, so daß sich eine Antikoagulation nur empfiehlt, wenn sich hämodynamisch relevante Klappenfehler (Mitralstenose) oder Thromboembolien einstellen [18].

Infektiöse Endokarditis

Der aufgrund lokaler Endokardschäden meist des valvulären Endokards und lokaler Hyperkoagulabilität entstehende, zunächst sterile, im Rahmen passagerer Bakteriämien von Mikroorganismen besiedelte Plättchen-Fibrin-Mikrothrombus ist für die Pathogenese der infektiösen Endokarditis von zentraler Bedeutung [23]. Diese Vegetationen sind den Kräften des strömenden Blutes ausgesetzt. Da zudem die Inzidenz embolischer Komplikationen mit der Größe der Vegetation ansteigt, liegt eine Therapie mit Antikoagulanzien oder Thrombozytenfunktionshemmern nahe, um das Größenwachstum der Vegetation zu begrenzen und so das Risiko systemischer Embolisationen zu mindern. Allerdings ist im Rahmen der systemischen Infektion die korpuskuläre Gerinnung stets, die plasmatische Gerinnung häufig gestört, so daß eine solche Behandlung meist erhebliche additive Risiken birgt und hinsichtlich des Nutzens besonders kritisch zu hinterfragen ist. Aufgrund tierexperimenteller Untersuchungen existiert zudem bisher kein hinreichender Beleg, daß das Vegetationswachstum durch eine solche Therapie begrenzt und die Zahl thromboembolischer Komplikationen vermindert werden können [3, 32]. Sie gilt deshalb im Regelfall als nicht indiziert.

Das Thromboembolierisiko ist, insbesondere bei Mitralklappenendokarditiden, besonders hoch bei Vegetationen mit einem Durchmesser von mehr als 10 mm, so daß diese Konstellation als eigenständige Operationsindikation angesehen wird. Persistierende Vegetationen nach stattgehabten Embolien stellen heute eine allgemein akzeptierte Indikation zur chirurgischen Intervention bei florider Endokarditis dar [3, 23, 30].

Herzklappenfehler, Herzklappenersatz und Schwangerschaft

Monocumarine wie Phenprocoumon (Marcumar) wirken im 2. und 3. Schwangerschaftsmonat teratogen. Besteht z. B. bei der Trägerin einer mechanischen Herzklappenprothese die Indikation zur Fortführung der Antikoagulation, ist die Behandlung mit Monocumarinen unmittelbar nach Sicherung der Schwangerschaft, spätestens aber ab der 3. bis 4. Schwangerschaftswoche zugunsten einer Behandlung mit den nicht Plazenta-gängigen Heparinen zu beenden. Heparin wird in einer Dosis von 2mal täglich 10 000 IE bzw. äquivalente Dosen oder besser in einer Dosierung, die die PTT um das 2,0- bis 2,5fache der Norm verlängert, gegeben. Notwendig ist eine Heparintherapie bis ca. gegen Ende der 13. Schwangerschaftswoche, so daß ab diesem Zeitpunkt wieder auf ein Phenprocoumonpräparat umgestellt werden kann [19, 20, 25, 41]; 1 Woche vor dem erwarteten Geburtstermin wird die orale Antikoagulanzientherapie dann erneut beendet und auf Heparinderivate entsprechend den oben genannten Kriterien eingestellt.

Literatur

1. Acar J (1993) Thromboembolic events in prosthetic valve recipients: What is the safe level of anticoagulation? J Heart Valve Dis 2:395–397
2. Acar J, Michel PL, Cormier B, Vahanian A, Lung B (1992) Features of patients with severe mitral stenosis with respect to atrial rhythm. Atrial fibrillation in predominant and tight mitral stenosis. Acta Cardiol 47:115–124
3. Adams PC, Cohen M, Chesebro JH, Fuster V (1986) Thrombosis and embolism from cardiac chambers and infected valves. J Am J Cardiol 8:76–87

4. Altman R, Rouvier J, Gurfinkel E, D'Ortencio I, Manzanel R, De la Fuente L, Favaloro RG (1991) Comparison of two levels of anticoagulant therapy in patients with prosthetic heart valves. J Thorac Cardiovasc Surg 101:427–431
5. Anderson JM, Schoen EF (1992) Interaction of blood with artificial surfaces. In: Butchart E, Bodnar E (eds) Thrombosis, embolism and bleeding. ICR, London, pp 160–171
6. Baudet EM, Oca CC, Roques XF, Laborde MN, Hafez AS, Collot MA, Ghidom IM (1985) A 5 1/2-year experience with the St. Jude Medical cardiac valve prosthesis. J Thorac Cardiovasc Surg 90:137–144
7. Black IW, Hopkins AP, Lee LCL, Walsh WF, Jacobson BM (1991) Left atrial spontaneous echo contrast: a clinical and echocardiographic analysis. J Am Coll Cardiol 18:398–404
8. Blackstone EH, Kirklin JW (1985) Death and other time-related events after valve replacement. Circulation 72:753–767
9. British Society of Haematology, British Committee for Standards in Haematology (1990) Haemostasis and thrombosis task force. Guidelines on oral anticoagulation, 2nd edn. J Clin Pathol 43:177–183
10. Butchart EG (1991) Prosthesis-specific and patient-specific anticoagulation. In: Butchart EG, Bodnar E (eds) Thrombosis, embolism and bleeding. ICR Publishers, London, pp 293–317
11. Butchart EG, Lewis PA, Grunkemeier GL, Kulatilake N, Beckenridge IM (1988) Low risk of thrombosis and serious embolic events despite low intensity anticoagulation. Circulation (Suppl I):I66–I77
12. Butchart EG, Lewis PA, Bethel PA, Beckenridge IM (1991) Adjusting anticoagulation to prosthesis thrombogenicity and patient risk factors: recommendations for the Medtronic-Hall valve. Circulation (Suppl III)84:61–69
13. Chesebro JH, Adams PC, Fuster V (1986) Antithrombotic therapy in patients with valvular heart disease and prosthetic heart valves. J Am Coll Cardiol 8:41–56
14. Cook DJ, Guyatt GH, Laupacis A, Sackett DL (1992) Rules of evidence and clinical recommendations on the use of antithrombotic agents. Chest (Suppl)102:305–311
15. Dalen JE, Hirsh J (1980) Am College of Chest Physicians and the National Heart, Lung and Blood Institute National Conference on Antithrombotic Therapy. Arch Intern Med 146:462–472
16. Daniel WG, Nellessen U, Schröder E, Nonnast-Daniel B, Bednarski P, Nikutta P, Lichtlen P (1988) Left atrial spontaneous echo contrast in mitral valve disease: An indicator for an increased thromboembolic risk. JACC 11:1204–1211
17. Dunn M, Alexander J, De Silva R, Hildney F (1989) Antithrombotic therapy in atrial fibrillation. Chest 95:1185–1255
18. Fox IS, Spencer AM, Wheelis RF, Healey LA (1980) Cerebral embolism in Libman-Sacks endocarditis. Neurology 30:487–491
19. Ginsberg JS, Hirsh J (1989) Use of anticoagulants during pregnancy. Chest (Suppl 2)1: 56–100
20. Gohlke-Bärwolf C, Acar J, Burckhardt D et al (1993) Guidelines for prevention of thromboembolic events in valvular heart disease. J Heart Valve Dis 2:398–410
21. Hirsh J, Poller L, Deykin D, Sevine M, Dalen JE (1989) Optimal therapeutic range for oral anticoagulants. Chest (Suppl)95:5S–11S
22. Horstkotte D (1992) Abnormal cardiac anatomy and physiology. In: Bodnar E, Butchart EG (eds) Thrombosis, embolism and bleeding. ICR Publishers, London, pp 31–69
23. Horstkotte D (1992) Endokarditis. In: Hornborstel H, Kaufmann W, Siegenthaler W (Hrsg) Innere Medizin in Praxis und Klinik. Thieme, Stuttgart New York, S 1295–1329
24. Horstkotte D (1993) Prävention intrakardialer Thromben und systemischer Embolie nach Herzklappenersatz. Gesicherte Erkenntnisse und zukünftige Entwicklungen. Hämostasis 13:172–180
25. Horstkotte D (1994) Lebensqualität und Optimierung der Lebensqualität nach Herzklappenersatz. In: Blum U, von der Emde J (Hrsg) Diagnostik und operative Behandlung kardialer Erkrankungen. Steinkopff, Darmstadt, S 53–71

26. Horstkotte D (1994) Erworbene Herzklappenfehler. In: Paumgartner G, Riecker G (Hrsg) Therapie innerer Krankheiten. Springer, Berlin Heidelberg New York Tokyo
27. Horstkotte D (1994) Angeborene Herzklappenfehler. In: Paumgartner G, Riecker G (Hrsg) Therapie innerer Krankheiten. Springer, Berlin Heidelberg New York Tokyo
28. Horstkotte D, Bergemann R, Althaus U et al (1993) German experience with low intensity anticoagulation (GELIA). Protocol of a multicenter randomized prospective study with the St. Jude Medical valve. J Heart Valve Dis 2:409–419
29. Horstkotte D, Bodnar E (1991) Bileaflet prostheses. In: Bodnar E, Frater RWM (eds) Replacement cardiac valves. Pergamon, New York, pp 201–228
30. Horstkotte D, Schulte HD, Bircks W (1991) Factors influencing prognosis and indication for surgical intervention in acute native-valve endocarditis. In: Horstkotte D, Bodnar E (eds) Infective endocarditis. ICR, London, pp 171–197
31. Horstkotte D, Schulte HD, Bircks W, Strauer BE (1993) Unexpected findings concerning thromboembolic complications and anticoagulation after complete ten-year follow-up of patients with St. Jude Medical prostheses. J Heart Valve Dis 2:291–301
32. Hook EW, Sande MA (1974) Role of the vegetation in experimental streptococcus viridans endocarditis. Infect Immun 10:1433–1438
33. Hwang JJ, Kuan P, Lin SC et al (1992) Reappraisal by transesophageal echocardiography of the significance of left atrial thrombi in the prediction of systemic arterial embolization in rheumatic mitral valve disease. Am J Cardiol 70:769–773
34. Levine HJ, Pauker StG, Salzman EW, Eckman MH (1992) Antithrombotic therapy in valvular heart disease. Chest 102:4345–4445
35. Merino A, Hauptman P, Badimon L, Badimon JI, Cohen M, Fuster V, Goldman M (1992) Echocardiographic "smoke" is produced by an interaction of erythrocytes and plasma proteins modulated by shear forces. JACC 20:1661–1668
36. Mok CK, Boey J, Wang R et al (1985) Warfarin versus dipyridamole-aspirin and pentoxifylline-aspirin for the prevention of prosthetic heart valve thromboembolism: a prospective randomized clinical trial. Circulation 72:1059–1063
37. Myers ML, Lawrie GM, Crawford ESt, Howell JF, Morris GC, Glaeser DH, DeBakey ME (1989) The St. Jude valve prosthesis: Analysis of the clinical results in 815 implants and the need for systemic anticoagulation. JACC 13:57–62
38. Niehues R, Klein RM, Horstkotte D, Schultheiß HP, Strauer BE (1991) Löffler'sche Endokarditis: Seltene Ursache einer biventrikulären Herzinsuffizienz. Diagnostik und Therapie bei drei Patienten. Intensivmed 28:336
39. Perloff JK, Rosove MH, Child JS, Wright GB (1988) Adults with cyanotic congenital heart disease: hematologic management. Ann Intern Med 109:406–413
40. Petscheck ME, Adamis K, Kantrowitz AR (1968) Stagnation flow thrombus formation. Trans Am Soc Intern Organs 14:256
41. Salazar E, Zajarias A, Gutierrez N, Iturbe I (1984) The problem of cardiac valve prostheses, anticoagulants and pregnancy. Circulation (Suppl I)70:169–177
42. Saour JN, Sick JO, Mamo LA, Gallus AS (1990) Trial of different intensities of anticoagulation in patients with prosthetic heart valves. N Engl J Med 322:428–432
43. Turpie AGG, Gustensen J, Hirsh J, Nelson H, Gent M (1988) Randomised comparison of two intensities of oral anticoagulant therapy after tissue valve replacement. Lancet I:1242–1245
44. van den Besselaar AMH, van der Meer FJM (1992) Standardisation of oral anticoagulation measurement and management. In: Bodnar E, Butchart EG (eds) Thrombosis, embolism and bleeding. ICR, London, pp 277–292
45. Wolf PA, Dawber TR, Thomas HE (1988) Epidemiologic assessment of chronic atrial fibrillation and risk of thrombi: the Framingham study. Neurology 28:973–977

Juristische Aspekte der Antikoagulation

E. Deutsch

Zusammenfassung

Die Antikoagulation stellt Probleme im Bereich des allgemeinen Arzt-Patienten-Verhältnisses, des Arzneimittelrechts und des Rechts des klinischen Versuchs. Der Arzt hat den Patienten aufzuklären und mit ihm die Behandlung zu besprechen. Im Bereich des Arzneimittelrechts stehen die Begrenzungen der Indikationen und die therapeutische Freiheit des Arztes in einem Spannungsverhältnis, das i. allg. zugunsten der therapeutischen Freiheit gelöst wird. Die Antikoagulation führt auch in das Recht der klinischen Versuche. Hier ist insbesondere auf umfassende Aufklärung der Patienten und Probanden und auf ihre sorgfältige und unbeeinflußte Auswahl zu achten.

Einleitung

Die Antikoagulation ist eine medizinische Behandlung, die ebenso therapeutischen wie präventiven Charakter hat. Als solche stellt sie die gleichen Voraussetzungen wie andere medikamentöse Therapien. Der Jurist findet, daß ihn die Antikoagulation in 3 Gebiete führt, nämlich das des allgemeinen Arzt-Patienten-Verhältnisses, das des Arzneimittelrechts und das des Rechts der klinischen Versuche.

Allgemeines Medizinrecht

Das Arzt-Patienten-Verhältnis ist im wesentlichen privatrechtlich. Das gilt nicht nur für den sog. Privatpatienten bzw. den Kassenpatienten im Krankenhaus mit Arztzusatzvertrag, sondern auch für den Kassenpatienten.[1] Das Rechtsverhältnis wird von den Regeln des privaten Vertragsrechts ebenso wie des privaten außervertraglichen Haftungsrechts bestimmt. Beide wirken zusammen und auf dieselbe Ausprägung des Rechtsverhältnisses hin. Strafrechtliche und standesrechtliche Aspekte können hier zurücktreten.

---

[1] Vgl. BGHZ 100, 363; RGRK/Nüßgens[12] § 823 Anh. II Rn. 15ff.

Aufklärung und Einwilligung

Seit über 100 Jahren ist es allgemein anerkannt, daß eine medizinische Behandlung auch eine solche, die medikamentöser Art ist, im Zusammenwirken zwischen Arzt und Kranken zu erfolgen hat. Die Einwilligung des Patienten ist Teil dieses Zusammenwirkens. Sie drückt die Zustimmung des Patienten aus, die in den Gesamtakt einfließt. Normalerweise entspricht sie dem Vorschlag des Arztes und hat deutlich erkennbare Ausrichtungen.[2] Die Einwilligung bezieht sich einmal auf die medizinische Maßnahme selbst. Insoweit beinhaltet sie eine Zustimmungserklärung, welche die medizinische Behandlungsmaßnahme rechtfertigt. Insofern ist die Einwilligung Rechtfertigungsgrund: *Volenti non fit injuria*. Sodann beinhaltet die Einwilligung auch ein Handeln auf eigene Gefahr, soweit der Patient in das Risiko der Therapie einwilligt. Dabei stimmt er nicht der Verwirklichung der Gefahr zu, sondern für diesen Fall wird nur auf den Ersatz verzichtet. Es handelt sich hierbei um die Allokation der schlechten Folgen.

Die Einwilligung kann ausdrücklich erteilt werden, aber auch in schlüssiger Form erfolgen. Eine konkludente Zustimmung ist insbesondere dann gegeben, wenn der Patient die Behandlung geschehen läßt und an ihr mitwirkt. Die erteilte Einwilligung kann übrigens jederzeit widerrufen werden. Sie ist auch dann wirksam, wenn sie auf einem einseitigen Irrtum des Patienten beruht. Wurde sie jedoch durch Täuschung oder Zwang erreicht, so fehlte ihr die Gültigkeit. Hier 2 Entscheidungen aus der Rechtsprechung:

- BGH VersR 83, 957: Die Patientin war bereits für den Eingriff vorbereitet und lag mit einem Schmerzmittel versehen auf einer Trage. Dort unterschrieb sie eine unzulänglich ausgefüllte Einverständniserklärung, ohne ihre Brille zur Hand zu haben. Darin liegt keine genügende Einwilligung nach Aufklärung hinsichtlich der Risiken eines diagnostischen Eingriffs.
- BGH VersR 80, 676: Eine stationär behandelte Patientin hatte eine Reihe von Injektionen erhalten. Als schließlich ein Vitaminpräparat in den Oberschenkel des linken Beines gespritzt werden sollte, protestierte sie gegen die Injektion an dieser Stelle, indem sie in Frageform Bedenken äußerte. Das Gericht geht davon aus, daß in der Hinnahme von Injektionen durch den Patienten eine konkludente Einwilligung zu sehen sei. Die Anmeldung von Bedenken stelle noch keinen Widerruf dar.

Eine Einwilligung ist nur wirksam, wenn man weiß, worin man einwilligt. Der nicht schon vorher informierte Patient bedarf deshalb der Aufklärung. Die Aufklärung ist insoweit Voraussetzung der Einwilligung. Ihre Inhalte decken sich für gewöhnlich.

Was die Aufklärung bei der Antikoagulation zu einer Besonderen macht, ist einmal die Möglichkeit der Kontraindikation einer Aufklärung. Ist der Patient besonders ängstlich und würde ihn die Mitteilung möglicher Gefahren der Maßnahme im Übermaß belasten, so darf ausnahmsweise auf die Mitteilung

---

[2] BVerfG 52, 131; zuerst in RGSt 25, 375.

des Risikos verzichtet werden. Das hier durchschlagende humanitäre Prinzip ist mehrfach von der Rechtsprechung anerkannt worden.[3] Eine normale Erhöhung des Risikos durch die Aufklärung, etwa durch die Besorgnis oder Erregung des Patienten, ist hinzunehmen. Droht jedoch eine abnorme Erhöhung des Risikos bei einem besonders empfindsamen oder besonders kranken Patienten, so kann das in Rechnung gestellt werden.

Wichtig ist hier auch die sog. Sicherheitsaufklärung. Sie soll den Patienten vor möglichen Folgen, insbesondere in seinem Verhalten warnen. Von Sicherheitsaufklärung sprechen wir einmal, wenn die Wirkung eines Eingriffs, etwa eine Sterilisation, nicht sicher ist. Der Begriff wird aber auch gebraucht, wenn normale Folgen etwa einer Anästhesie oder medikamentösen Therapie zur Debatte stehen.[4] So ist der Patient darüber zu unterrichten, daß er manche Risiken infolge der Antikoagulation läuft und Behandlungen bestimmter Art erst nach Absetzen der Medikation unternehmen sollte, etwa eingreifende Zahnbehandlungen. Die Sicherheitsaufklärung hat in der Rechtsprechung häufiger eine Rolle gespielt. Hier nur zwei Entscheidungen:

– BGH NJW 89, 2320: Nach der Geburt eines Kindes wurde wegen der Gefahr einer Antikörperbildung Immunglobulin injiziert. Die Patientin war darauf hinzuweisen, daß sich bei ihr Antikörper bilden und daraus schwerwiegende Risiken für eine erneute Schwangerschaft erwachsen könnten.
– LG Konstanz NJW 72, 2223: Ein Patient hatte nach einer Megacillinforte-Injektion die Herrschaft über sein Kraftfahrzeug verloren und war gegen einen Baum geprallt. Es handelte sich um eine anaphylaktische Reaktion, die in etwa 0,04% aller Fälle auftreten kann. Das Gericht verlangt, daß der Arzt den Patienten über diese Reaktion aufklärt und ihm die notwendigen Verhaltensregeln gibt.

Einhaltung des Standards

Auch bei der medikamentösen Therapie hat hinsichtlich der Applikation des Mittels und seiner Dosierung sowie der Dauer der Behandlung und möglicher Neben- und Wechselwirkungen des Medikaments der medizinische Standard eingehalten zu werden. Darunter verstehen wir kurz gefaßt die Vorgehensweise eines auf der Höhe der Zeit stehenden, wissenschaftlich unterrichteten und handwerklich genügend ausgebildeten Arztes dieser Spezialität. Es darf dabei nicht zu medizinischen Fehlleistungen kommen. Solche könnten etwa im Übermaß der Medikation oder in der Nichtverhinderung einer Infektion liegen. Hier zwei Beispiele aus der Rechtsprechung:

– OLG Hamm VersR 86, 603: Wegen Nachblutungen nach einer Mandeloperation wurden einem kindlichen Patienten eine Überdosis von Blutersatz-

---

[3] Schweizerisches Bundesgericht BGE 105 II, 284; BGHZ 29, 182; MüKo Mertens[2] § 823 Rn. 438; Linzbach, Informed Consent (1980) 71; allerdings anders für eine Carotis-Angiographie OLG Hamm VersR 89, 807.
[4] BGH VersR 81, 278; Steffen Arzthaftungsrecht[3] S. 76f.

mitteln infundiert. Die Folge war ein fulminantes Lungenödem, was u. a. zu einer latenten Halbseitenlähmung geführt hatte. Die übermäßige Infusion ist fahrlässig.

- OLG Düsseldorf VersR 88, 40: Der Arzt hatte, nachdem er zwei andere Patienten untersucht hatte, eine Injektion in die rechte Ellenbeuge vorgenommen. Es kam zu einer Infektion, die schließlich zu einer Kapselschrumpfung führte. Im Unterlassen der Desinfektion liegt ein schwerer Behandlungsfehler.

Besondere Gruppen

Einwilligung und Aufklärung, aber auch Einhaltung des ärztlichen Standards sind besonders zu betonen, soweit es sich um gefährdete oder besonders ausgesetzte Gruppen und ihre Mitglieder handelt. Dazu gehören für den Bereich der Antikoagulation einmal die Bewußtlosen und sodann die Schwerstkranken. Bei Bewußtlosen tritt an die Stelle des mitwirkenden Patienten die sog. mutmaßliche Einwilligung. Angelehnt an die Regelung des § 683 BGB über die berechtigte Geschäftsführung ohne Auftrag ist dann zu prüfen, ob die ärztliche Behandlung des Bewußtlosen in dessen objektiv verstandenem Interesse liegt und seinem wirklich geäußerten oder mutmaßlich anzunehmenden subjektiven Willen entspricht.[5] Bei Schwerstkranken können die Voraussetzungen an die Aufklärung und Einwilligung herabgesetzt sein. Der § 41 Nr. 7 AMG läßt für die versuchsweise Behandlung mit einem Medikament in schweren Fällen zu, daß der Patient ohne Aufklärung behandelt wird.

Arzneimittelrecht

Zulassung und Indikation

Fertigarzneimittel dürfen nur in den Verkehr gebracht werden, wenn sie vom Bundesgesundheitsamt zugelassen worden sind (§ 21 Abs. 1 AMG). Die wenigen Ausnahmen, nämlich Rezepturarzneimittel, Defekturarzneimittel, Arzneimittel für die klinische Prüfung und Arzneimittel aufgrund Standardzulassungen brauchen wir hier nicht zu erörtern. Mit der Zulassung sind auch die Indikationen, Gegenanzeigen und Wechselwirkungen anzugeben. Die Indikation fließt auf Antrag des Arzneimittelherstellers in die Zulassung, also ein Verwaltungsakt des Bundesgesundheitsamts, ein. Wenn das Arzneimittel zugelassen ist, kann es indikationsgemäß angewandt werden. So ist jedenfalls die Vorstellung des Gesetzgebers.

---

[5] BGH NJW 88, 2310; RGRK Nüßgens[12] § 823 Anhang II Rn. 146; Laufs, Arztrecht[5] Rn. 226 ff.

Benutzung jenseits der Indikation

Im Bereich der Antikoagulation stellt sich das Problem, inwieweit der Arzt an die Indikation, insbesondere auch hinsichtlich der Dosierung und der Dauer der Behandlung gebunden ist. Hier kann die manchmal nicht wissenschaftlich begründete, sondern auf Vorsicht beruhende Indikationsbeschränkung mit der therapeutischen Freiheit des Arztes in Widerspruch geraten. Sobald das Arzneimittel auf dem Markt ist, hat der Arzt bei der Behandlung des einzelnen Patienten im Zusammenwirken mit diesem eine erhebliche therapeutische Freiheit, die nur von der medizinischen Wissenschaft und ihren gewonnenen Erfahrungen beschränkt wird. Er darf sich also grundsätzlich auch über die Indikation und Beschränkungen, enthalten in der Zulassung des Arzneimittels und ausgedrückt in der Anwendungsbeschreibung und dem Beipackzettel, hinwegsetzen. Dafür bedarf es jedoch besonderer Gründe: ein solcher liegt einmal im Serienbehandlungserfolg des Patienten. Hatte der Patient bislang auf das jetzt in seiner Indikation beschränkte Arzneimittel gut angesprochen, so ist die Beschränkung der Indikation für diesen Patienten nicht wesentlich. Sodann kann sich auch aus der Erfahrung des Arztes selbst die Erlaubnis ergeben, sich über Indikationsbeschränkungen hinwegzusetzen.[6]

Klinische Prüfung von Arzneimitteln und medizinische Versuche

Notwendigkeit von Versuchen

Der Begriff der Wissenschaft bringt es mit sich, daß diese fortschreiten muß. Daher sind auch klinische Prüfungen und andere medizinische Versuche ein grundlegendes wissenschaftliches Anliegen. Das gilt auch für den Bereich der Antikoagulation. Versuche am Menschen, insbesondere klinisch kontrollierte Versuchsreihen und hier die klinische Prüfung von Arzneimitteln, sind notwendig und erlaubt. Sie unterliegen freilich besonderen Voraussetzungen.

Voraussetzungen der klinischen Prüfung

Die Erfordernisse der klinischen Prüfung von Arzneimitteln und anderer medizinischer Versuche sind in den §§ 40 ff. AMG, in der Revidierten Deklaration von Helsinki des Weltärztebunds und im von der Rechtsprechung entwickelten Gewohnheitsrecht enthalten.[7]

---

[6] Über die Voraussetzungen der Zulassung und die Indikation vgl. Deutsch, Arzt- und Arzneimittelrecht[2] (1991) XXIII. Zulassung von Arzneimitteln S. 345 ff.

[7] Zu den §§ 40 ff. AMG vgl. Kloesel/Cyran AMG § 40; Deutsch, Arzt- und Arzneimittelrecht XVIII. Biomedizinische Forschung (S. 272 ff.) XXIV. Arzneimittelprüfung (S. 366 ff.); Revidierte Deklaration von Helsinki des Weltärztebundes, Empfehlung für Ärzte, die in der biomedizinischen Forschung am Menschen tätig sind, bei Deutsch aaO. S. 467 (Fassung Hongkong 1989); zum Gewohnheitsrecht vgl. BGHZ 20, 61 (Thorotrast).

Zu den Voraussetzungen, insbesondere der vergleichenden Therapiestudie, gehört als erstes eine subjektive Ungewißheit. Der Einsatz, die Dosierung und die Dauer der Behandlung mit einem Medikament müssen nicht sicher feststehen. Danach sind dann erforderlich ein Forschungsplan oder „research protocol", die Vertretbarkeit des Risikos, Einwilligung nach Aufklärung, individuelle Einschluß- und Ausschlußkriterien, Kriterien des Abbruchs der Studie, eine Probandenversicherung und bei Langzeitstudien eine Studienbegleitkommission, die je nach Notwendigkeit die Studie abbrechen oder verlängern kann. Dabei ist auch auf besonders gefährdete Gruppen Rücksicht zu nehmen, etwa Schwerstkranke oder Bewußtlose. Die Problematik der Einbeziehung von Willensunfähigen, insbesondere Bewußtlosen in klinisch kontrollierten Studien ist im Augenblick Gegenstand der Diskussionen. Soweit es sich freilich um therapeutische Studien handelt, wird man sie unter juristischem Aspekt nicht zu beanstanden haben, da der Gesetzgeber den mutmaßlichen Willen dem wirklichen Willen gleichgesetzt hat, § 683 BGB. Um so genauer sind aber die ethischen Aspekte zu beachten.[8]

Humanitäres Prinzip

Aufklärung und Einwilligung können in besonders schweren Fällen entfallen, wenn durch die Aufklärung der Behandlungserfolg gefährdet würde und ein entgegenstehender Wille des Kranken nicht erkennbar ist (§ 41 Nr. 7 AMG). Man darf also den schwer Herzkranken, der die Mitteilung der Gefahr nicht ertragen würde, auch versuchsweise mit Mitteln der Antikoagulation behandeln. Dabei ist es auch möglich, daß die Aufklärung nur teilweise unterbleibt oder etwa auf den Teil beschränkt wird, den der Patient ohne größeren Schaden tragen kann.

Besonderheiten von Studien im Bereich der Antikoagulation

In der Vergangenheit sind eine ganze Reihe von Studien über die Auswirkungen der Antikoagulation durchgeführt worden. Bei diesen Studien sind regelmäßig Testgruppen mit einem oder mehreren Armen bzw. eine Hauptstudie und eine Kohortenstudie durchgeführt und einer Kontrollgruppe gegenübergestellt worden, welche die Standardbehandlung oder, soweit es diese nicht gab, überhaupt keine Behandlung erhielt. Bei den Studien handelte es sich der Natur nach regelmäßig um Langzeitstudien. Für sie war, wie für alle anderen Studien auch, eine Probandenversicherung abzuschließen. Die Erfahrungen mit der Probandenversicherung sind jedoch in der Praxis nicht gut. Die außerordentlich beengende und wahrscheinlich zum Teil auch gesetzwidrig formulierten Probandenversicherungsbedingungen haben bisher dazu geführt, daß nur

---

[8] Zum Katalog der Voraussetzungen einer vergleichenden Therapiestudie s. Deutsch, Arzt- und Arzneimittelrecht[2] (1991) S. 280 ff.

selten ein Anspruch geltend gemacht wird oder befriedigt wurde.[9] Sodann sind regelmäßig Studienbegleitkommissionen bestellt worden, die durchaus verschiedene Namen getragen haben. Diese oft international besetzten Gremien waren in der Lage, die Studie zu beurteilen. Von den Studienleitern bzw. Zentren für Statistik wurde ihnen in regelmäßigen Abständen der Fortgang der Studie mitgeteilt. Ihnen gegenüber war die Studie jedenfalls nicht blind. So waren sie in der Lage, die Prüfung jederzeit zu beenden, auf die Aufklärung über einen erkennbaren Trend hinzuwirken oder in den erforderlichen Fällen dafür zu sorgen, daß die Studie über das vorgesehene Ende hinaus weitergeführt werden konnte.

---

[9] Glaeske-Greiser-Hart, Arzneimittelsicherheit und Länderüberwachung (1993) 206 ff.; Deutsch, Arzt- und Arzneimittelrecht[2] (1991) 380 ff.

Sachverzeichnis